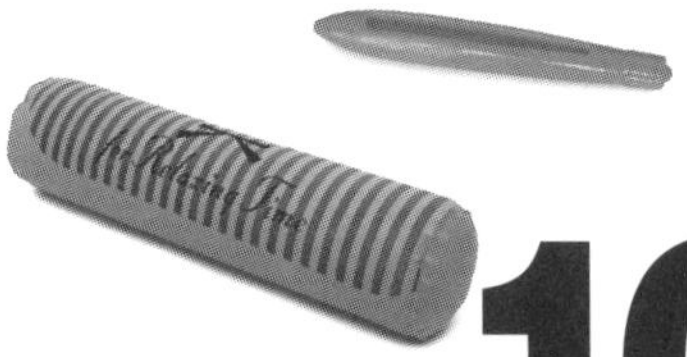
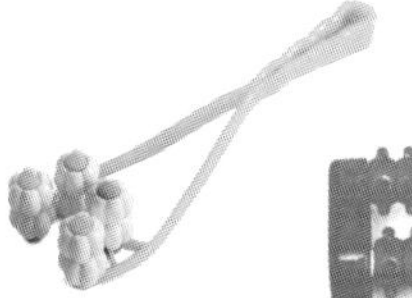
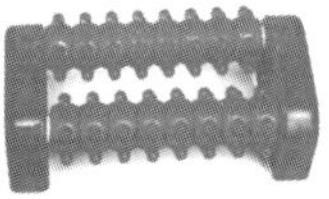

たった100円!体をほぐし、コリや痛みが消える!

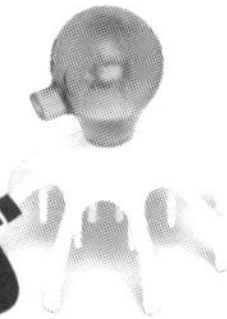

福辻鋭記
Fukutsuji Toshiki
アスカ鍼灸治療院院長

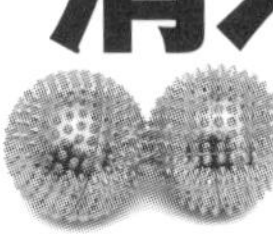
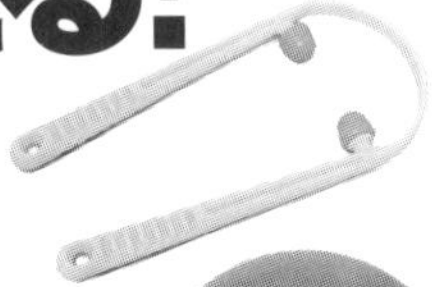
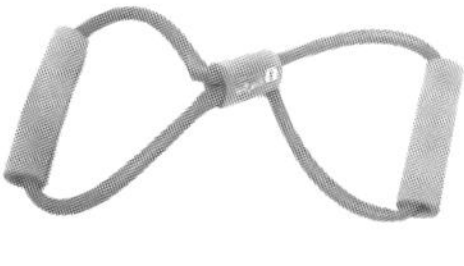
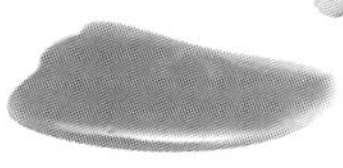
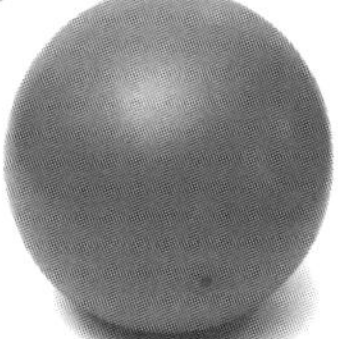

さくら舎

CONTENTS

第2章 たった100円で健康と美容が手に入る！

第3章 これが100円グッズの「三種の神器」＋1だ！

第4章 コリやゆがみ、痛みはこうすれば9割改善できる！

第5章 体の不調はこうすれば9割回復できる！

第6章 美容やダイエットにもこうすれば効果てき面！

たった100円！　体をほぐし、コリや痛みが消える！

本文イラスト：中村頼子
本文ＤＴＰ組版：立花リヒト
編集協力：矢野政人
中島美加
岩尾嘉博

序章◎体や筋肉をほぐすと健康になる！

ほとんどの人がなかなか体の力を抜けない

私の治療院には毎日多くの患者さんが来院されますが、治療の最初にお願いするのは
「体の力を抜いてください」

ということです。

しかしどういうわけか、なかなか力を抜けない人がほとんどです。自分では、

「力を抜いています」

というのですが、実際にはガチガチに固まったままなのです。

これは、日頃からいろいろなストレスが溜まって、体全体が緊張している証拠なのです。

ストレスは体だけでなく心にも影響して、心体両方から影響を及ぼします。

「疲れるようなことをしていないのに、どうしてこんなに体が重いの？」とか
「残業も少ないのに、とても疲労感がある」

と感じる人も多いでしょう。その原因もストレスです。

また六十歳以上になると、全身の筋肉が硬くなってしまい、力を抜いてもなかなか柔らかくならないことも多いのです。

つまり、私たちは知らず知らずに、どこかでいろいろなストレスがかかっているということです。

多くのストレスが筋肉を硬くしている

そこで、硬くなった筋肉を緩めることはとても大切ですが、そもそも筋肉が硬くなるのを防げばいいのではないかと考える方も多いと思います。

しかし、筋肉が硬くなること自体は悪いことではないのです。

なぜなら、筋肉は硬くなったり柔らかくなったりしながら、私たちの体を動かしているからです。

物を持ったり力を入れれば筋肉は硬くなり、物を降ろしたり力を抜けば筋肉は柔らかくなります。

この機能が人間の体を動かしているのですが、問題なのは、力を入れていないのに

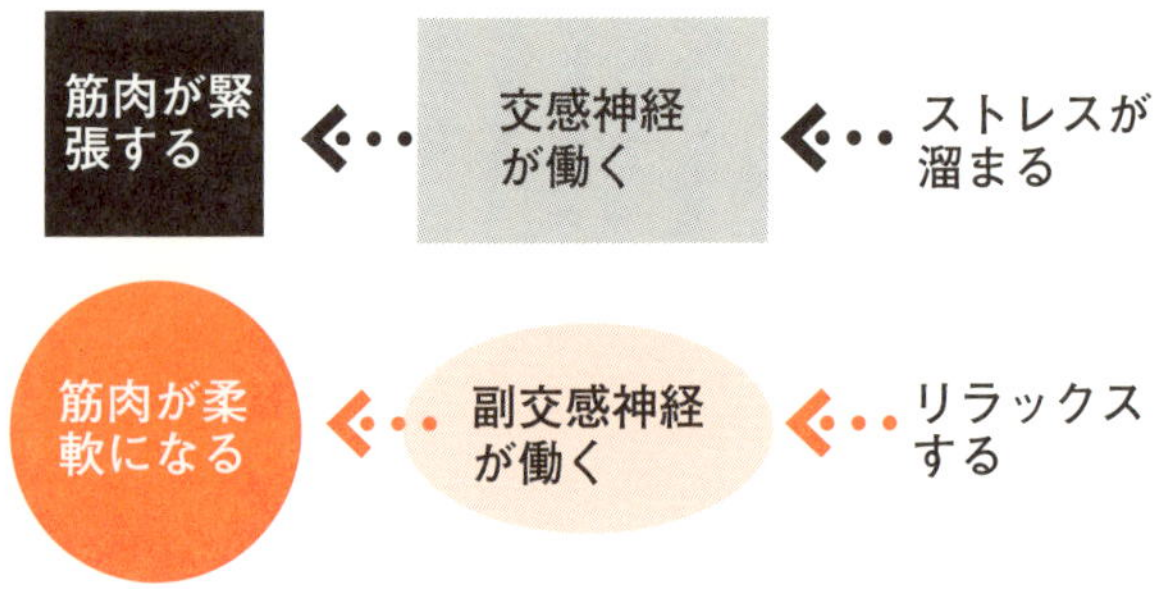

筋肉が固まったままになることです。

そして力を抜いたのに、筋肉が柔らかくならないことが問題なのです。

来院してベッドに横たわり、力がいらない体勢なのに、筋肉が緩みきっていないのは、多くのストレスが筋肉を硬くしているからです。

ストレスを受けると、
↓
自律神経の中の交感神経が働く
↓
筋肉が硬くなる

逆にリラックスすると、
↓
自律神経の中の副交感神経が働く
↓
筋肉が柔らかくなる

という、自律神経のメカニズムが働きます。

これは、私たちの体を守っている自律神経のしくみで、健康を保つ上でとても大切な機能なのです。

ですから、自律神経の副交感神経を働かせるようにすれば、自然に筋肉も柔らかくなっていくのです。

自己暗示で副交感神経を機能させれば体の緊張が解ける

では、どうやって副交感神経を機能させればよいのでしょうか？

いちばん簡単な方法は、自分に暗示をかけることです。

緊張している部分を意識して、「肩がスーッと軽くなっていく」、「頭がゆっくりリラックスしていく」、「腰がだんだん軽くなっていく」など、自己暗示をかけることで、緊張が解けていくことになります。各部分を軽くもんだりさすったりしながら、イメージすると効果がアップします。

また、ストレッチをしたり、マッサージをしたり、お風呂にゆったりと入ったり、軽い運動をして普段使っていない筋肉をほぐしたりなど、いろいろな方法があります。

大きく息を吐くことも、副交感神経を働かせて筋肉をほぐす方法のひとつなので、遠くにあるろうそくの火を消すイメージで、細く長く息を吐いてみてください。

実はわざわざ時間や費用をかけなくても、筋肉をしっかりとほぐして体の流れを良くするためには、さらにこんな方法があります。

何と１００円で体のコリを取ってほぐしてくれる

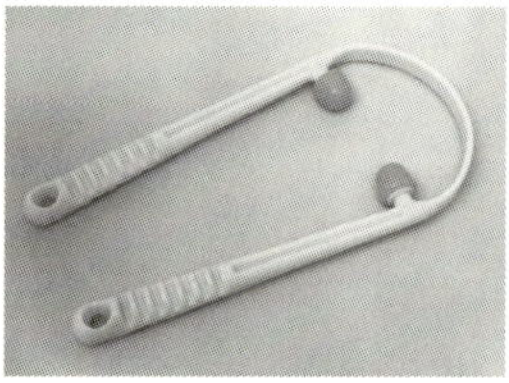

●ネックすっきり

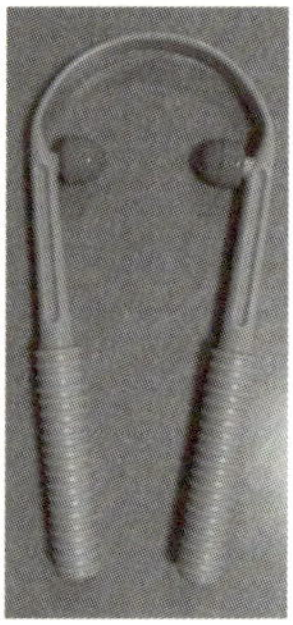

●首もみグリップ

それは何と１００円でできてしまいます。あの１００円ショップに売っている健康グッズを利用して、マッサージやほぐし行為を行うことで、自宅で簡単に手間暇かけずに、硬くて緊張した体全体を柔らかくほぐしてくれます。

例えば、**「ネックすっきり」（ダイソー製）**や**「首もみグリップ」（キャンドウ製）**というほぐしグッズがありますが、これらは首のツボを押して首や肩のコリをほぐすというものです。首の後の頭と首の境目には**「天柱《てんちゅう》」**という万能ツボがあるので、そこを押すことでコリだけでなく、頭の疲れや集中力の低下を改善します。

一般的に「ツボ」というと東洋医学の専門知識がないとなかなか正確に押せないと考えがちですが、そんなことはありません。

自分で押しながら位置を確かめていくと、ズーンと響くような痛みと

●ネックすっきりで天柱を押す

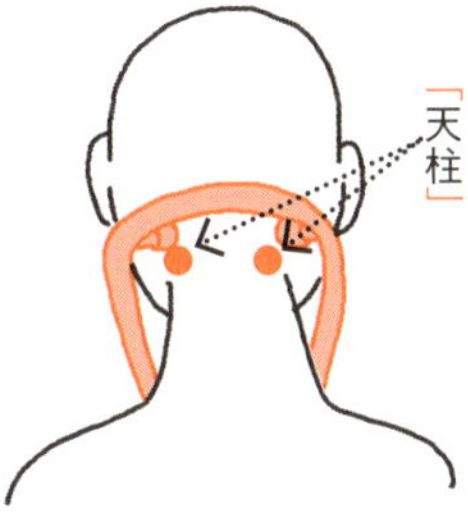

「天柱」は首の後ろの頭と首の境目にあり、「ネックすっきり」で刺激する

心地よさがあらわれるところが、あなたのツボだと考えてください。「ツボ」に関してはいろいろな解説書が出ていますが、位置なども個人差があり、さらに、その日の体調によって若干ずれることもあります。ですから、**「ネックすっきり」**や**「首もみグリップ」**で**「天柱」**を押しながら、首の付け根の下方に移動して押していくことで、コリや頭の疲れが取れてスッキリすることになります。

もともと「ツボ」は東洋医学でいうところの「経絡《けいらく》」に位置しています。経路は血液や神経の通り道のことで、ここが滞るとコリや痛み、体の不調につながるのです。ツボはその通りをよくするスイッチの役目を果たしていて、ここを押したりもんだりすることで、血流がよくなり、各器官の機能も良好になります。

ツボ押しよりやさしくて簡単な「反射区マッサージ」

ここでもうひとつ、ツボ押しよりやさしくて簡単な「反射区《はんしゃく》マッサージ」という治療法について紹介しておきましょう。

これは東洋医学や西洋医学、そしてリフレクソロジー（反射学）などいろいろな理論が組み合わされて、生まれたものです。ツボと違って刺激する範囲が広いので、専門的な知識がない人でも簡単に行えます。

また自分で好きなときにできるので、忙しくて時間の取れない現代人にはピッタリの治療法なのです。

この理論は、もともと東洋医学の基本である**「五臓《ごぞう》」**という考え方に基づいています。「五臓」とは「心《しん》」「肺《はい》」「脾《ひ》」「肝《かん》」「腎《じん》」の五つ臓器をあらわしていますが、西洋医学でいう「心臓」「肺臓」「脾臓」「肝臓」「腎臓」などとは若干異なります。詳しくは次の通りです。

「心」…血を全身に送り、精神や感情を司る…小腸・舌
「肺」…気を体に取り込み、汚れた気を体外に吐き出す…大腸・皮膚・体毛
「脾」…消化・吸収を制御して、エネルギーをつくる…胃・筋肉・口・唇
「肝」…血や気の流れを調節して、スムーズに流すようにする…胆・腱・靭帯・目
「腎」…水分の代謝と成長を司る…膀胱《ぼうこう》・耳・生殖器

【全身の主な反射区MAP】

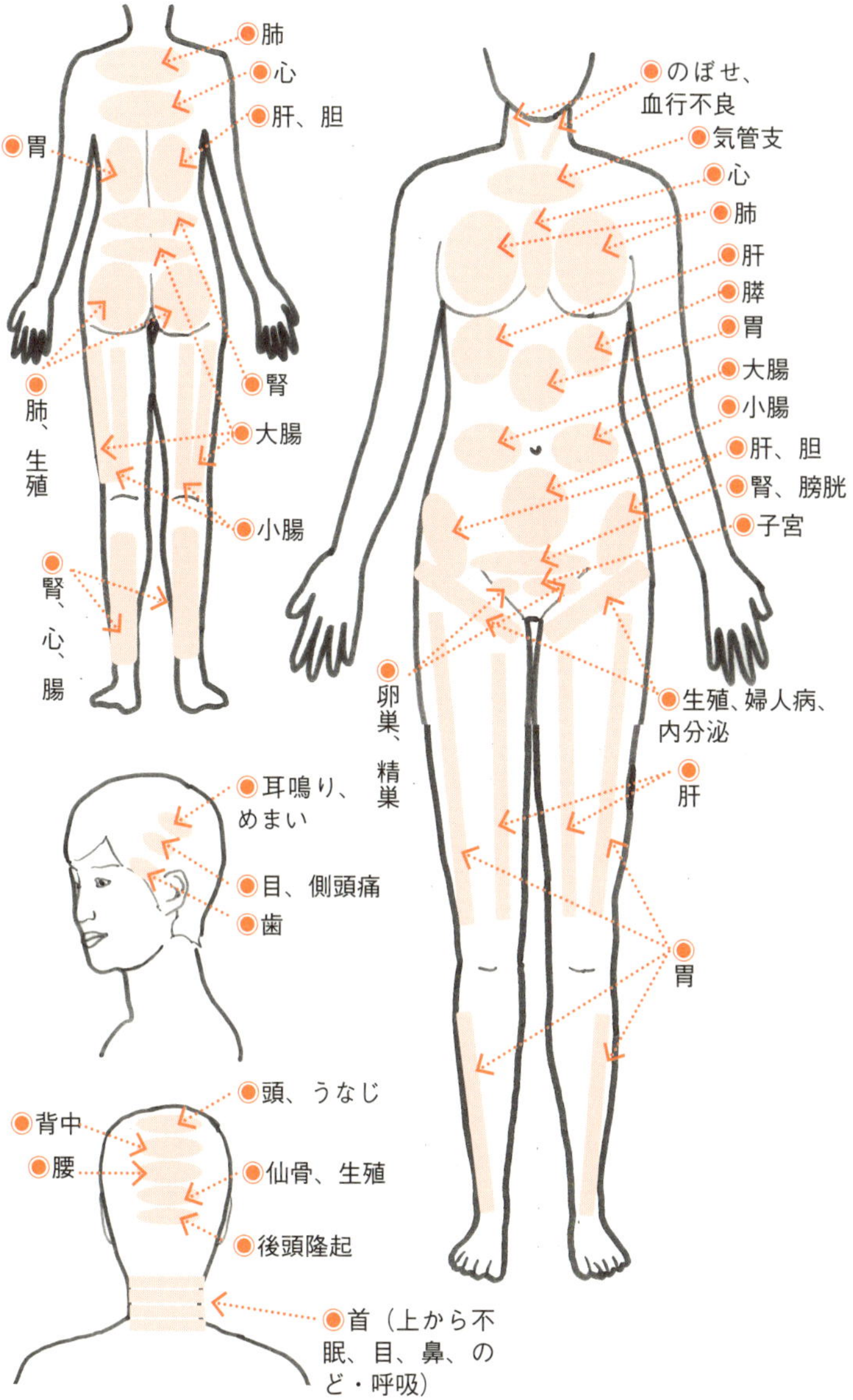

反射区マッサージは「もむ」「さする」「押す」「たたく」が基本

①もむ

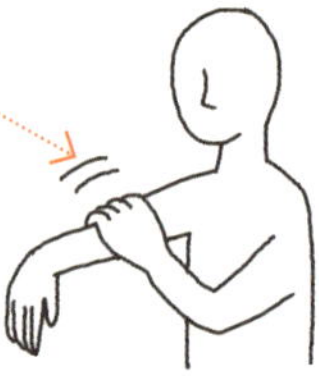
反射区をつかんでもみほぐす

②さする

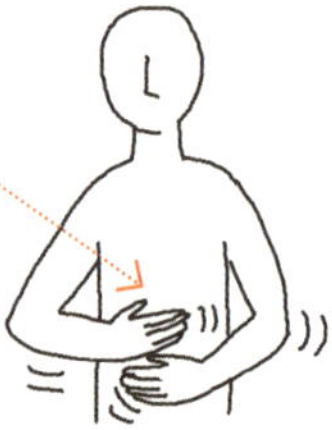
もめないところは手のひらで軽くさする

反射区は体中にありますが、反射区のもみ方はどうすればよいのでしょうか？　特に決まったもみ方はないので、好きなときに好きな方法で刺激を与えてください。基本的には次の四つの方法があります。

①**もむ**…反射区をつかんでもみほぐす。反射区が広い場合には手でつかみ、狭い場合には指でつまむようにする↓腕・ふくらはぎ・太もも・肩・首など

②**さする**…もめるほど肉がついていない場所やデリケートな場所はさする。軽く力を込めて、手のひらでやさしくさする↓お腹・胸・背中・腰・首・腕・太ももなど

③**押す**…指先や手のひらで力を与える。強すぎず、適度な圧力を感じる程度の力で押す↓足の裏・手のひら・顔・頭・うなじなど

④**たたく**…たたいて刺激する。拳や手のひらなどで、軽くたたく程度で、赤くなるほど力を入れる必要はない↓背中・腰・太もも・ふくらはぎ・腕など

③押す

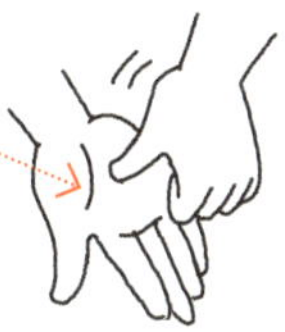

指先や手のひらで適度に圧力をかける

④たたく

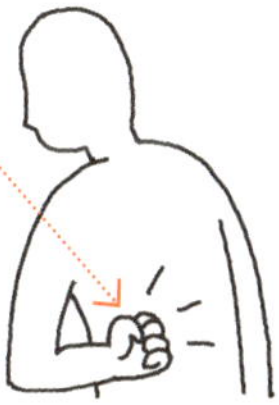

手の届きにくいところや範囲が広いところは適度な強さでたたく

それぞれ一ヵ所に二分から三分程度で、場所に適したやり方を選んでください。なるべく軽装にして、刺激が体に伝わりやすくするのがポイントです。

また次のようなときには、反射区マッサージを控えるようにしてください。

①高熱があるとき
②食事の直後
③お風呂に入る前
④お酒を飲んだとき

こんなときには、無理矢理マッサージを続けることで、症状を悪化させることにつながりかねません。時間をおいて、体調が回復してから行うようにしてください。

「100円グッズ」であなたに健康と美容が手に入る！

実はこの「反射区マッサージ」こそ、100円ショップで販売している健康グッズにピッタリな利用法なのです。

先ほど紹介した「ネックすっきり」や「首もみグリップ」などの他にも、100円ショップには実にたくさんの健康グッズや癒し&美容器具が販売されていて、健康や美容に関心の高い多くの人たちから支持されています。

さらに遠赤サポーターやツボ押しスリッパ、首安定枕など、高機能な商品も身近に手に入ります。スーパーや薬局で購入すると、1000円以上するグッズも品質は若干劣りますが、ほぼ同じ機能で販売されています。

体のコリやゆがみから痛みまで改善する機能商品、さらにいろいろな部位を鍛えたり、細くしたりするトレーニンググッズやダイエット商品など、見るだけで楽しくなってきます。体全体のコリやゆがみ、痛みなど体の不調が、たった100円の健康グッズでみるみる改善できるのです。

ただ、高機能でも正しい使い方をしないと効果が上がらないし、一歩間違えると体を痛めてしまったり、症状を重くしたりしてしまいます。

ですから、健康グッズの取扱説明書や本書の解説をよく理解して利用してもらえれば、大きな効果が期待できます。

「反射区マッサージ」はその効果アップの大きな利用法のひとつなのです。

第1章◉体や筋肉の硬さが不調と慢性痛の原因だ！

健康万能時代に体の不調や慢性痛が激増している！

現代人の多くは巷にあふれる健康情報を熱心に収集して、食生活にも気を遣い適度な運動もして、「健康長寿」を人生の目的に生きています。

未だかつて、これだけ健康長寿に注目が集まる時代はなかったのではないでしょうか。それだけ気を遣い、注意を払って生活しているなら、ほとんどの人が健康長寿で幸せな生活を送れるはずですが、実はそうではないのです。

逆に多くの人たちが、何らかの体の不調や慢性的な痛みやコリなどで、不健康な生活に陥っています。

頭痛やめまい、冷え性、貧血、生理痛、慢性疲労から首こり、肩こり、腰痛やひざ痛、そして便秘や下痢など胃腸障害やイライラやドキドキなどの自律神経失調症状、そしてうつ状態がニートや引きこもりなどの社会問題にまでエスカレートするくらい、多くの悩める人が存在し、ますます増加しているのです。

体や筋肉の凝り固まりが諸悪の根源だ

これだけ最新医療や治療技術が発達しているにもかかわらず、どうしてこんなことが起きているのでしょうか？　それは、人間の体がどんどん硬くなっているからです。

体が硬くなると、普段の姿勢が固まり、筋肉が固まり、血行が悪くなり、各器官の機能が低下して、いろいろなところに不調を起こします。

その原因は主に、生活様式の変化や仕事のやり方の変遷によるものです。トイレが洋式に代わり、布団からベッドになり、畳から絨毯になり、下駄や草履から革靴やスニーカーになり、着物が洋服になり、座布団からソファになり、座卓からデスクになり、事務ノートからパソコンになり、自宅でもオフィスでもあらゆる様式が劇的な変化を遂げました。

中でもいちばん大きなことは、生活様式の変化によって体の動作や姿勢が変わり、体が硬くなったということです。

それによって体中に悪影響を及ぼし、体の不調や慢性痛などを引き起こしたのです。

現代人の体の硬さの象徴が〝ねこ背〟だ！

ここで体の固まる悪い例として「ねこ背」を挙げておきましょう。

最近街を歩いていても、良く目に留まるのはねこ背の人です。特に若者の十人に半数以上がねこ背傾向にあるといっても過言ではありません。

ひと言で「ねこ背」といっても、前屈みの人やあごが前に出ている人などいろいろありますが、具体的に定義すると次のようになります。

①あごが前に出ている（首が前傾している）
②肩が前に出ている（胸が張れない）
③肩甲骨周辺が丸まっている
④ひざが伸びない

●ねこ背状態のいろいろ

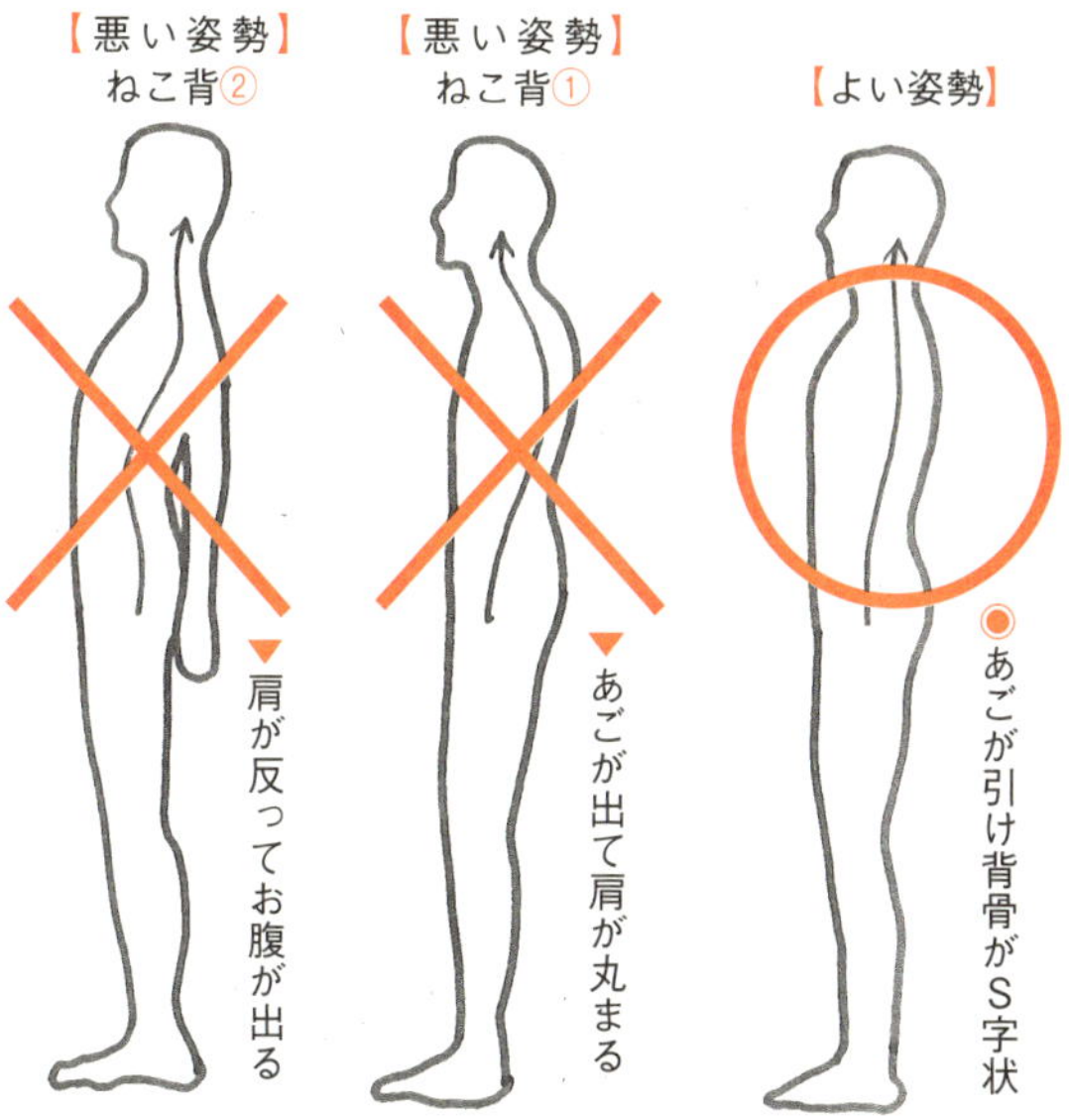

鏡の前に立って自分の姿を真横から観察してください。こんな傾向がひとつでもあるなら、あなたは「ねこ背」だと判定できます。

中には、背中が丸まって見えなくても、上半身がのけぞるように反り返って不自然な姿勢になっている人がいますが、こんな場合も「ねこ背」の一種だと判断します。

つまり、姿勢を正すために無理に胸を張って肩が反り、その結果ねこ背になっているからです。

また正面から見たときに、左右の肩の高さが違っていたり、頭が前後左右に傾いたりしている場合もねこ背になります。

こうして見ると、現代人の半数以上がねこ背かねこ背傾向であるといって間違いないでしょう。

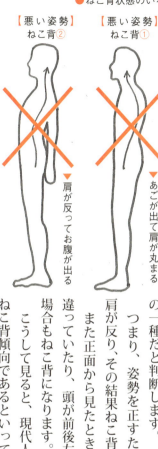

“筋骨コチコチ体”がねこ背を招く

ではなぜねこ背になるのでしょうか？ 毎日の生活の中で、体全体を伸ばして体をほぐして柔らかくすることがないからです。

特に若者はスマートフォンやゲームに夢中になり、手元を見て背中が丸まり、胸を張ったり背筋を伸ばしたりすることはまったくありません。

会社でもパソコン作業で、頭を前に出し長時間画面を見ているので、ねこ背状態が続いてしまいます。

前屈みの状態を続けていると、五キロ以上の重さがあるといわれる頭が前方に引っ張られることで、さらに首から腰が前に曲がってきて、背骨や筋肉もそれに合わせて凝り固まってしまうのです。私はこの状態を“筋骨《きんこつ》コチコチ体《たい》”と呼んでいます。

こんな生活を続けていれば、体がねこ背状態になってしまうのは当たり前です。一旦ねこ背状態になってしまうと、その姿勢のほうがリラックスできると錯覚して、常に筋骨コチコチ体のねこ背を維持することになります。

ねこ背状態は筋骨コチコチ体の一例ですが、現代人の生活様式からくる必然の結果だといえるかもしれません。

筋骨コチコチ体はまったく自覚していない人がほとんどだ

ねこ背のような筋骨コチコチ体になると、健康や美容に大きな影響を及ぼします。背骨と椎間板がゆがみ、脊椎を圧迫することで、神経や血管、リンパ管の働きを阻害し、血流が悪化していろいろな器官に悪影響を及ぼします。

頭痛や肩こり、首こり、背中のコリ、眼精疲労《がんせいひろう》や不眠から便秘や下痢の胃腸障害、冷え性や生理痛など、体中の不調や慢性痛を引き起こすのです。

背骨だけでなく骨盤や股関節、背中の筋肉や体幹もゆがんで凝り固まることで、腰痛やひざ痛、下半身太り、慢性疲労などの原因にもなります。

そして、体の不調や慢性痛が続くことで、ますます体が丸まり、ねこ背状態から抜け出せる可能性が少なくなるのです。

筋骨コチコチ体（ねこ背）→背骨のゆがみ→体の不調や慢性痛→背中が丸まる→ね

◉筋骨コチコチ状態からの負のスパイラル

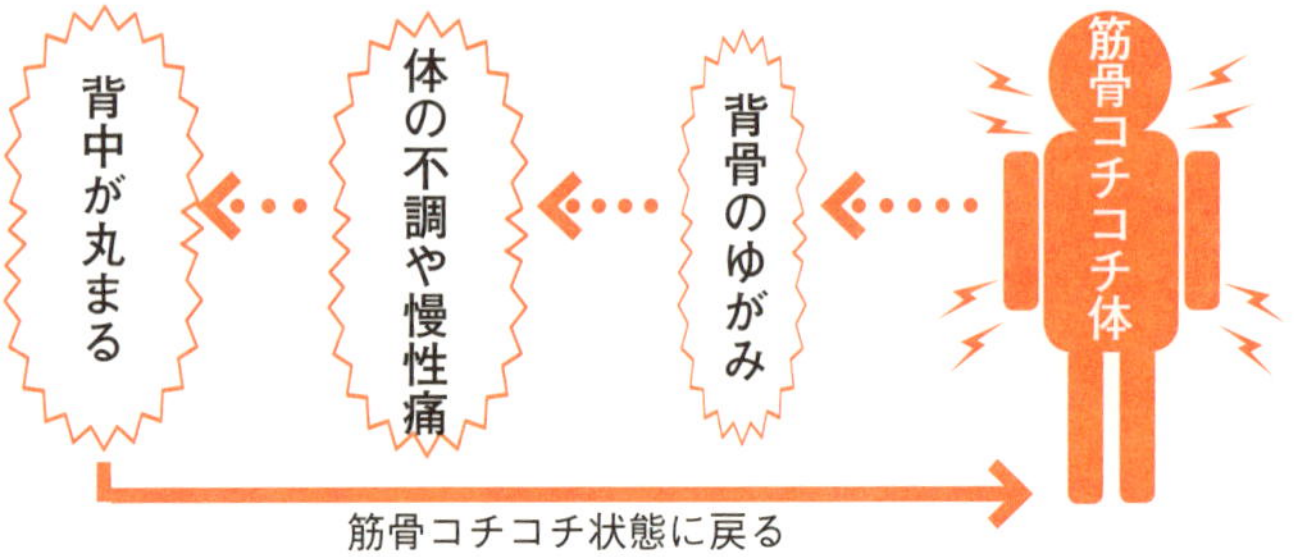

こ背状態が続くという負のスパイラルが働いてしまうのです。

実はねこ背の人は、体全体の姿を見ることがあまりないので、自覚している場合が少ないのです。

特に男性の場合、横から全身を映すという行為は慣れていないので、ねこ背の意識がまったくない人がほとんどです。

実際に私の治療院に来院した患者さんに「あなたは筋骨コチコチ体でねこ背気味ですね」と指摘すると、初めて気がついて驚かれてしまうことがよくあります。

つまり、それだけ自分の姿勢や体のゆがみなどについては無関心で無頓着なのです。

姿勢やゆがみに自覚症状がない人は、マッサージサロンやリラクゼーションサロンに通って、自分の体のコリや不調を治そうとしますが、これでは根本的な治療にはなりません。

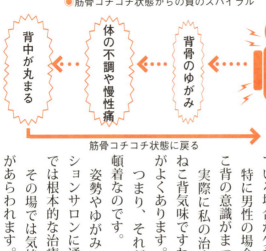

その場では気持ちよくなりますが、二、三日経つとまた同じような症状があらわれます。やはり、背中が丸まって頭が前に出て、背骨がゆがんだ

ねこ背状態の筋骨コチコチ体を解消しなければ、一生体の不調や慢性痛に悩まされることになるのです。

一時的な癒しや気休めにはしっても何の解決にもならない

ねこ背を筋骨コチコチ体の一例に挙げてみましたが、普段から健康情報に敏感で食生活にも注意して、適度な運動にも心がけるという完璧に近い生活を送っている人でも、なぜか自分の姿勢や体の柔軟さについては無頓着なのです。

例えば、毎月何冊も健康雑誌を購入して、いろいろな健康法を試してみたり、「血管年齢を若く保ちたい」ということで食べ物に細かく気を配ったり、コリやゆがみを取るために足繁くリラクゼーションサロンに通ったり、きりがないくらいに列挙できます。

しかし、そんなことにいくら時間や費用をかけてみても、その場限りで気持ちよくなったり、健康になったような気がしたりするだけで、人間本来の自然で健全な姿に戻ったわけではありません。

それらは、一時的な癒しや気休めにすぎない場合もあるのです。本当に大切なことは、日頃の生活や作業で凝り固まった体を柔軟にして、筋肉を柔らかくして体全体をほぐし、血行をよくすることなのです。

そうすることで、新鮮な酸素や栄養素が体中に行き渡り新陳代謝も活発になり、若々しく健康な体を保つことができるのです。当然、肌艶も良くなり、美容にも良い影響を与えて、いつまでも美しい容姿を維持できます。

あなたの筋肉のポンプ作用が健康体をつくる

ですから、まずいちばん大切なことは、体全体を日頃の緊張から解放して、柔らかくほぐすこと。簡単に聞こえますが、読者の皆さんも日頃からあまり意識をされていないのが現状でしょう。

ここでもう少し、筋肉の硬さが原因で引き起こされる不調や慢性痛のメカニズムについて解説しておきましょう。

人間の体には動脈と静脈が通っていて、前者は酸素と栄養素を含んだ血液を全身に送り出し、後者は老廃物を蓄えた血液を筋肉のポンプ作用で心臓に戻します。

つまり筋肉をよく動かしていれば、ポンプ作用が働き、血液もよく流れるというわけです。ところが、筋肉が硬くなるとポンプ作用が働かず、血行不良となって老廃物が体中に溜まり始め、不調の原因になります。

最近『長生きしたけりゃふくらはぎをもみなさい』（槙孝子著）という本がベストセラーになりました。

下半身に溜まった血流をふくらはぎをもむことでポンプ作用を活発にさせて、全身に血液がめぐり、酸素が供給され、老廃物を除去できて、これによって、高血圧や糖尿病、冷え性、足・腰の痛みなどさまざまな不調を改善することができるとしています。

これこそまさに、筋肉のポンプ作用を活発にさせて、健康体をつくるというものです。

一般的には、筋肉の働きは骨格を補強して体を動かす機能や不随意筋《ふずいいきん》として内臓を動かす役割を果たしていると理解されていますが、実はこのポンプ作用こそ筋肉のもうひとつの大きな機能なのです。

この機能はこれまでほとんど見過ごされていましたが、『長生きしたけりゃふくらはぎをもみなさい』がベストセラーになったことで、再度注目されたのです。

筋肉が硬くなると骨格のゆがみも引き起こす

筋肉の硬さはさらに、骨格のゆがみも生じさせます。

先ほど筋肉は骨格を補強する機能があるといいましたが、それは骨格自体は動くことができないので、筋肉の動きによって動かされているということです。ですから、筋肉がある状態で凝り固まると、骨格はその形状に引っ張られて簡単にゆがんでしまいます。

日常生活の中ではいろいろな姿勢を取ったり、さまざまな動きをしたりして、その結果ゆがみを生じることがありますが、通常は元に戻す機能が働いて、健全な状態に戻されます。

しかし、長時間片寄った筋肉を使ってそのままの状態でいると、骨格もゆがんだままになってしまうのです。

このゆがみが慢性化すると、血行不良に陥ったり、神経の伝達を妨げたりして、体中に悪影響を及ぼします。

◉筋骨コチコチ状態が原因であらゆる不調に

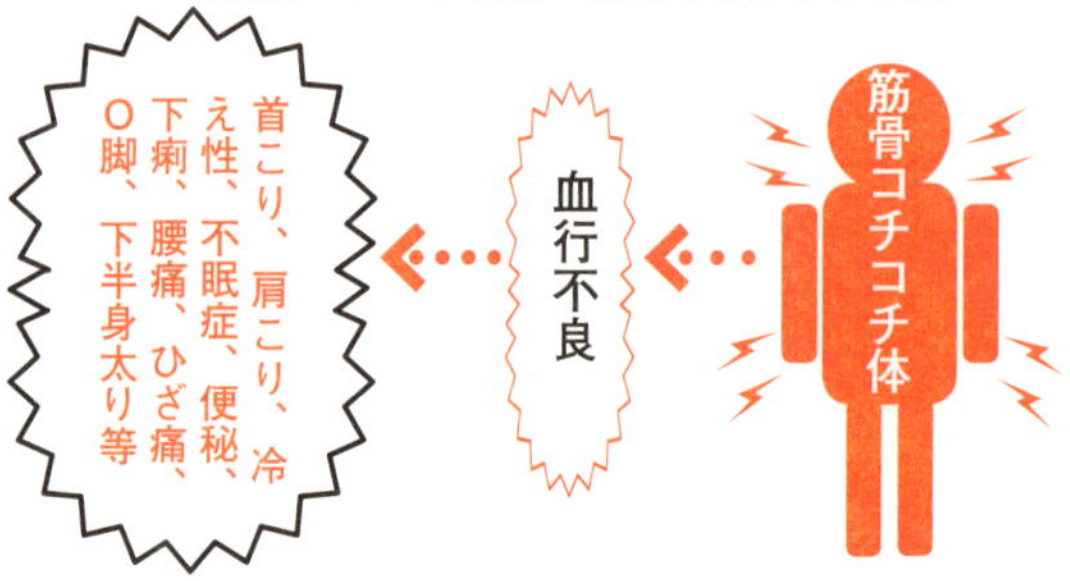

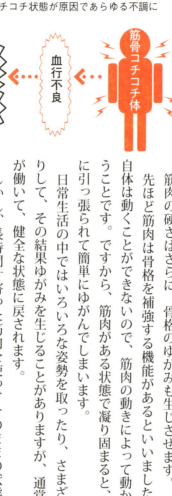

首の後ろにある頸椎《けいつい》にゆがみが出ると、首こりや肩こりから自律神経の失調状態になり、頭痛やめまい、冷え性、イライラやドキドキ、不眠症、慢性疲労など体の不調があらわれます。

背骨がゆがむと、肋骨もゆがみ肺機能に支障が出たり、内臓の働きを妨げて便秘や下痢などの胃腸障害が起きたり、さらに顔の左右差や顎関節症などを引き起こします。

また骨盤がゆがむと、腰痛やひざ痛、O脚、X脚、生理不順、生理痛、下半身太りなどの原因になります。骨盤は背骨とつながっていて体の中心に位置するので、ここがゆがむと、体中に大きな影響を及ぼすことになります。

一般人は体や筋肉を鍛えるよりほぐすことを優先する

ではどうしたら、体全体を日頃の緊張から解放して、筋肉を柔らかくほぐすことができるのでしょうか。

最近ではスポーツジムに通う人が増えていますが、ジムでは筋トレなど鍛える運動が中心で、骨格や筋肉を柔らかくしたりほぐしたりする動きは少ないようです。

いくら体中を鍛えても筋肉が硬くなり、一般の人には逆効果になることも多いのです。血行が悪くなり、コリや痛みが起きたり、一部の筋肉だけを鍛えることで全体のバランスが悪くなったり、体のゆがみにもつながります。

アスリートやスポーツ選手はスペシャリストですから、各競技のために筋肉を鍛えなければなりませんが、一般人は反対に体や筋肉をほぐすことを優先してほしいのです。マッサージサロンやリラクゼーションサロンに通っても、一時的な癒し行為にすぎないので、結局体が癒し行為を求めて周期的に通うようになり、時間も費用もかかることになります。

毎日の仕事や家事に追われているとストレスが溜まり、体を動かす暇もなく、体中が固まり、筋肉も凝り固まってしまうのですが、実はわずかな時間とちょっとした道具で、筋肉を柔らかくして、体全体をほぐすことができるのです。それが何と100円健康グッズで可能になるというから驚きです。

その極意を次章では紹介しながら、さらに体をほぐす効果を高めるツボ押しの秘訣についても解説していきましょう。それを理解することが健康を保ち、若さを維持して、美しさをアップすることにつながるのです。

第2章◉たった100円で健康と美容が手に入る！

たった100円の健康グッズを活用しない手はない！

いまや100円ショップの利用者は、年間数千万人を突破したといわれています。トップシェアを誇るダイソーは国内に2800店舗、海外（25ヵ国）には840店舗を展開して、年間3800億円近くの売上高をあげています。

また業界第3位のキャンドゥも全国に800店舗以上展開しているほか、静岡や関東周辺のレモンなど、その他の中堅の100円ショップと合わせると、とても身近な存在で行ったことがないという人はほとんどいないのではないでしょうか。

人気の秘密はその品揃えで、スーパーに行かなくてもほとんどの日用雑貨が手に入ることです。

最近では食品の品揃えも充実して、100円均一商品で毎日生活していけるほどです。

中でも人気があるのが健康&美容グッズで、遠赤サポーターやツボ押しスリッパ、首安定枕など、高機能な商品が身近に手に入ります。

スーパーや薬局で購入すると、1000円以上するグッズも品質は若干異なりますが、ほぼ同じ機能で利用できるのです。

体のコリやゆがみから痛みまで改善する機能商品、さらにいろいろ部位を鍛えたり、細くしたりするトレーニンググッズやダイエット商品など、見るだけで楽しくなってきます。

体全体のコリやゆがみ、痛みなど体の不調が、たった100円の健康グッズでみるみる改善できるのです。

刺激系とストレッチ系、着圧系の100円グッズで体が甦る！

そこで、100円ショップの店頭に行ったことのない人や100円健康グッズを利用したことがない人には、なかなか理解できないかもしれませんので、本章では具体的な商品を取り上げて紹介していきます。

100円ショップで販売されている健康&美容グッズはたくさんの種類があり、すべてを把握することはできませんが、ここでは多くの店で販売されている、比較的手に

【刺激系健康グッズⅠ】

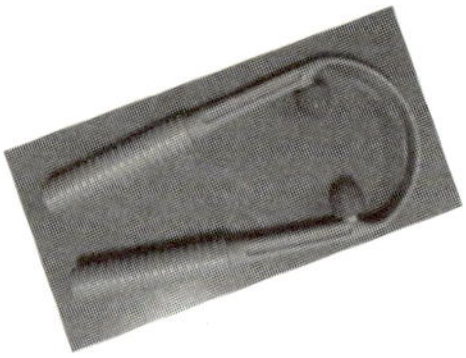

⑯首もみグリップ

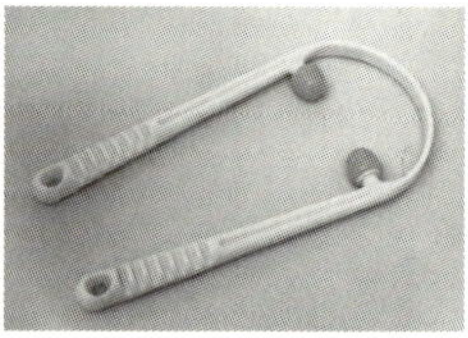

①ネックすっきり

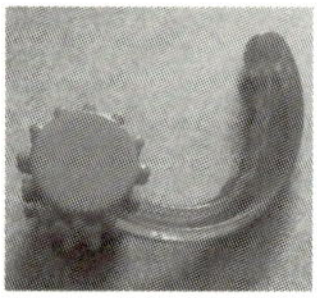

⑲アーチ型ローラー

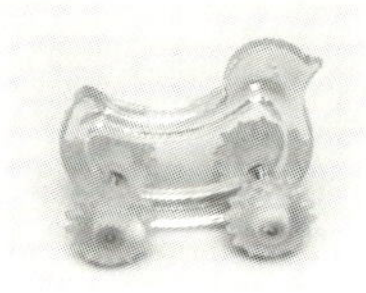

⑱アニマルコロコロ

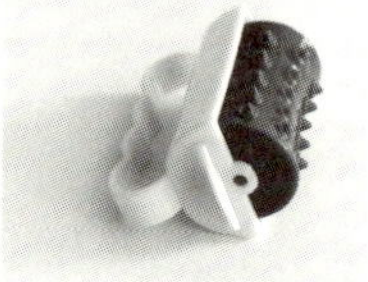

②ストロングローラー

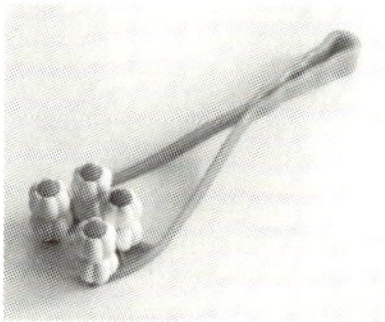

④フェイスローラーエイトボール

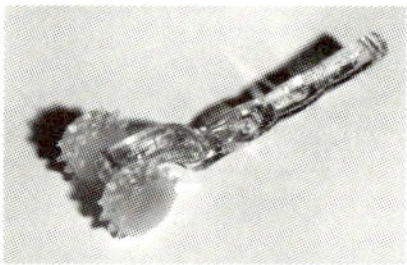

③キラキラクリアローラーツイン

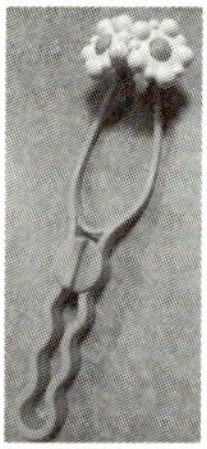

㉑フェイスローラー

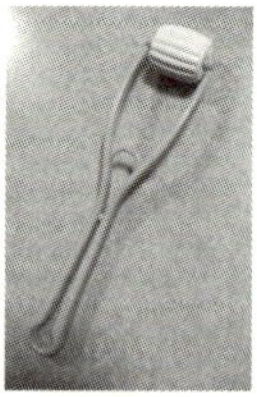

⑳ネックローラー

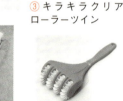

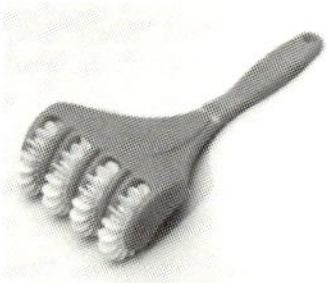

⑰ヒップローラー

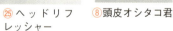

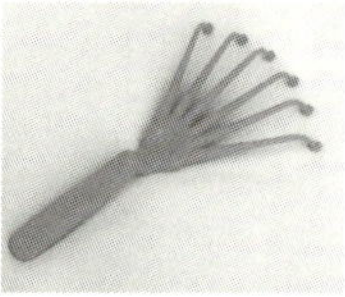

㉕ヘッドリフレッシャー

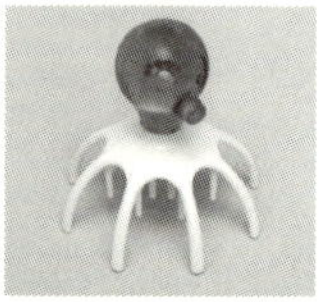

⑧頭皮オシタコ君

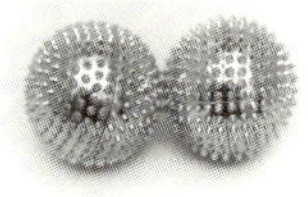

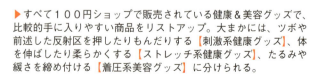

⑥はりやまボール

▶すべて100円ショップで販売されている健康＆美容グッズで、比較的手に入りやすい商品をリストアップ。大まかには、ツボや前述した反射区を押したりもんだりする【刺激系健康グッズ】、体を伸ばしたり柔らかくする【ストレッチ系健康グッズ】、たるみや緩さを締め付ける【着圧系美容グッズ】に分けられる。

【刺激系健康グッズⅡ】

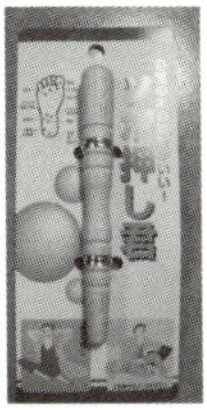

㉓ツボ押し君

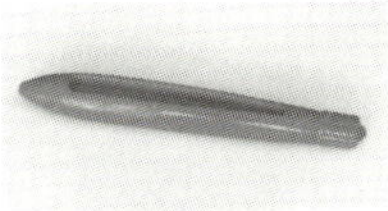

㉒コリほぐしスティック

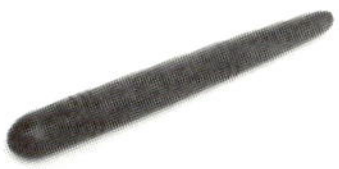

⑤健身棒

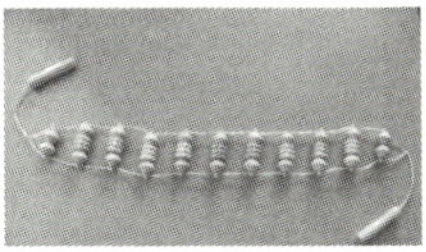

⑨背中コロコロ

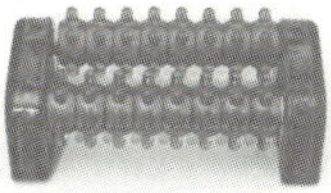

㉔足裏ローラー

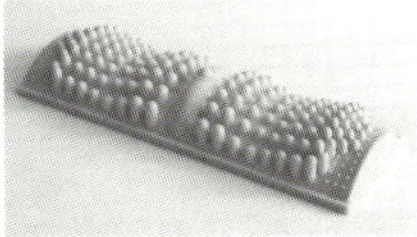

⑦健康足踏器

【ストレッチ系健康グッズ】

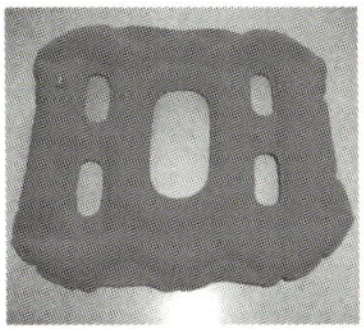

⑬薄型エアクッション

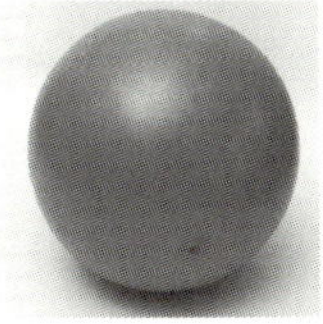

⑪フィットネスボール

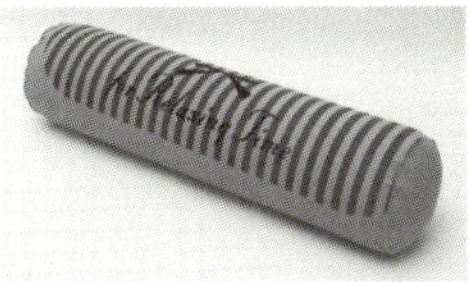

⑫骨盤ストレッチまくら

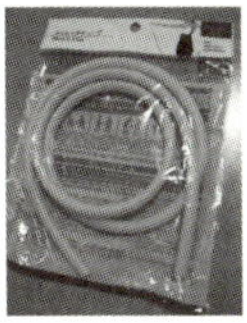

㉗ストレッチチューブ

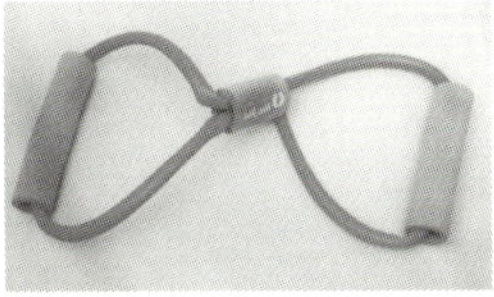

㉖ストレッチャー（8の字タイプ）

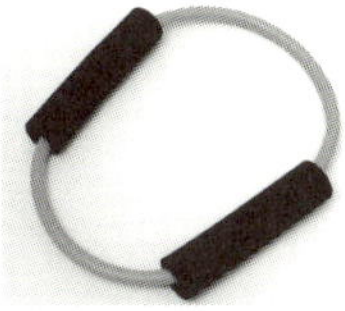

⑩エクササイズストレッチャー

【着圧系美容グッズ】

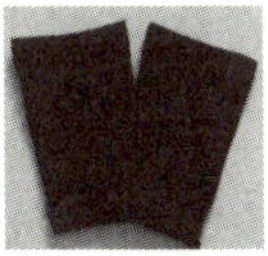

⑮スラリキュット着圧バンド（二の腕タイプ）

⑭スラリキュット着圧ソックス

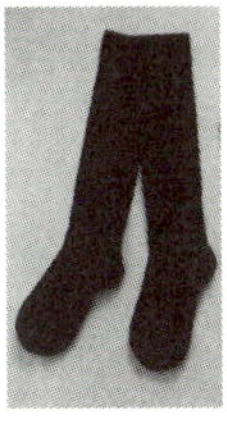

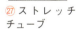

入りやすい商品を挙げてみました。

バラエティに富んだ商品ばかりですが、大まかにはツボや前述した反射区を押したりもんだりする【刺激系健康グッズ】、体を伸ばしたり柔らかくする【ストレッチ系健康グッズ】、たるみや緩さを締め付ける【着圧系美容グッズ】に分けられます。

●刺激系健康グッズ…ツボや反射区を押したりもんだりする(メーカー名のないものはダイソー製↓以下同様)

⑴ネックすっきり・⑯首もみグリップ(キャンドウ製)

⑵ストロングローラー・⑰ヒッププローラー(キャンドウ製)・⑱アニマルコロコロ(キャンドウ製)・⑲アーチ製ローラー(キャンドウ製)

⑶キラキラクリアローラーツイン・⑳ネックローラー(キャンドウ製)

⑷フェイスローラーエイトボール・㉑フェイスローラー(キャンドウ製)

⑸健身棒《けんしんぼう》・㉒コリほぐしスティック(キャンドウ製)・㉓ツボ押し君(レモンなどで販売)

⑹はりやまボール

⑦健康足踏器《けんこうあしふみき》・㉔足裏ローラー（キャンドウ製）
⑧頭皮《とうひ》オシタコ君《くん》・㉕ヘッドリフレッシャー（キャンドウ製）
⑨背中《せなか》コロコロ

●ストレッチ系健康グッズ…体を伸ばしたり柔らかくする
⑩エクササイズストレッチャー・㉖ストレッチャー（8の字タイプ・キャンドウ製）・
㉗ストレッチチューブ（レモンなどで販売）
⑪フィットネスボール
⑫骨盤《こつばん》ストレッチまくら
⑬薄型《うすがた》エアクッション

●着圧系美容グッズ…たるみや緩さを締め付ける
⑭スラリキュット着圧《ちゃくあつ》ソックス
⑮スラリキュット着圧《ちゃくあつ》バンド（二の腕タイプ）

この他にも、いろいろなスグレモノがありますが、本書ではここで紹介した商品を主に解説していきます。

「刺激系健康グッズ」でコリをほぐせば血行促進効果が倍増する

100円健康グッズの中でいちばん多いのが「刺激系健康グッズ」ですが、簡単にどこでも使用できて、すぐに効果を感じやすいというのが人気の理由です。

各商品の特長を解説していくと、次のようになります。

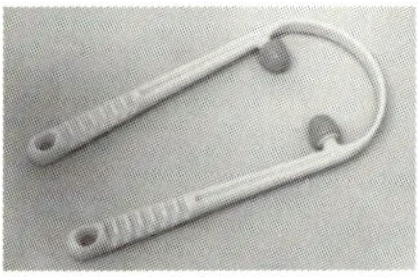

①ネックすっきり

【刺激系健康グッズ】

①ネックすっきり・⑯首もみグリップ…首の後ろの頭髪の生え際から付け根にかけてもみほぐす。両端を持ち、テコの原理を利用した押圧により、軽い力でツボ押しや反射区マッサージができる。首の後ろにあてて、首を少しずつ反らす動作でも、同様な効果が期待できる。軽量で場所を取らず、仕事場でも利用可能なので、休憩時間に三～五分の使用でOK。

②ストロングローラー・⑰ヒッププローラー・⑱アーチ製ローラー・⑲アニマルコロコロ…手のひらで握ることのできる取っ手に、くるくる回る突起が付いているので、体のい

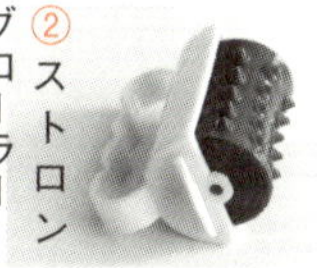

②ストロングローラー

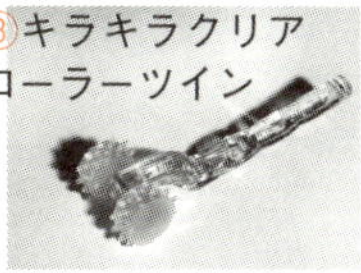

③キラキラクリアローラーツイン

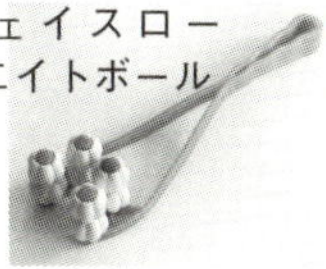

④フェイスローラーエイトボール

ろいろな部分に押しあてながら刺激を与えられる。足や腕の先から心臓に向かってマッサージすることで、血行促進になる。また、鎖骨の下から外側に向かってマッサージすると、肺機能が活発になり、新鮮な酸素が体中に行き渡り、新陳代謝の促進になる。場所を取らず仕事場でも利用可能。一日三～五分の使用で効果あり。

③キラキラクリアローラーツイン・⑳ネックローラー…取っ手を持ちながら、その先に付いている突起付き（キラキラクリアローラーツインのみ）のローラーをまわして刺激を与える。皮膚の表面を刺激することで、血液やリンパの流れを促進する効果がある。顔にあてて刺激すると、しわやたるみの防止、ほうれい線を目立たなくする。

④フェイスローラーエイトボール・㉑フェイスローラー…取っ手を持ちながら顔にあてて、その先に付いているローラーをまわして刺激を与える。あごの下から上に沿って動かしながら、皮膚を刺激することで、血行が促進して、リンパの流れもよくなり、しわやたるみの防止にもなる。またほうれい線を目立たないようにして、美容促進の効果もある。

⑤健身棒《けんしんぼう》・㉒コリほぐしスティック・㉓ツボ押し君…両端の太さが大と小と二種類あり、それらを使い分けて、ツボやあぜ穴を押したりさすったりできる。東洋医学でいうとこ

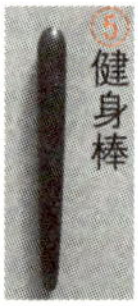
⑤健身棒

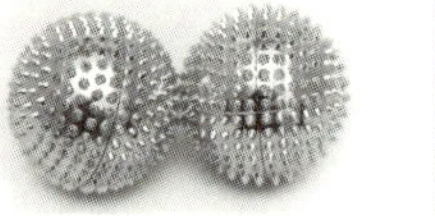
⑥はりやまボール

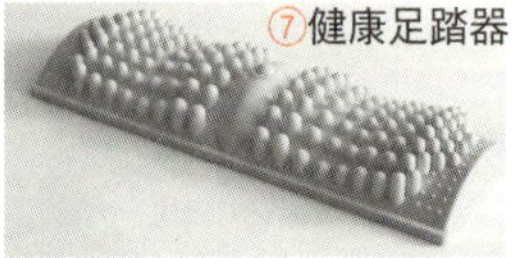
⑦健康足踏器

ろのツボはもちろん、「あぜ穴《けつ》」（P54参照）といって自分で押して気持ちがよかったり痛かったりするツボを刺激することで、血行促進や新陳代謝を促す。

⑥はりやまボール…手のひらサイズのプラスチックのボールに、トゲトゲの針のような突起が付いていて、皮膚に転がすようにして刺激する。血行を促進して体のコリやむくみを取る。手のひらで握って刺激すると全身のむくみが取れ、頭皮を刺激すると白髪や抜け毛、薄毛の予防になる。また首や肩を刺激するとほぐし効果でコリ防止になり、お腹に使用すると便秘の解消に、背中を転がすと腎臓機能のアップにもつながる。

⑦健康足踏器《けんこうあしふみき》・㉔足裏《あしうら》ローラー…健康足踏器は、昔から利用されていた竹踏みの機能を使って、上に立って足踏みをすることで、足裏を刺激して血液やリンパの流れをよくする。東洋医学では、足裏でその人の健康状態が判定できるとされているが、踏んでみて痛みを感じるなら、体のどこかが不調をきたしている証拠である。毎日五分間ずつ踏んでいると、内臓特に腎臓や循環器の働きがよくなり、体が快調になる。立って踏まなくても、イスに座って足を乗せておくだけでも効果がある。足裏ローラーは座って足を上に載せて転がすだけで、足裏を刺激でき、健康足踏器よりソフトな感覚で利用できる。

⑧頭皮《とうひ》オシタコ君《くん》・㉕ヘッドリフレッシャー…頭皮オシタコ君はタコの形をしていて、

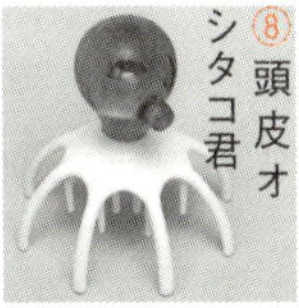
⑧頭皮オシタコ君

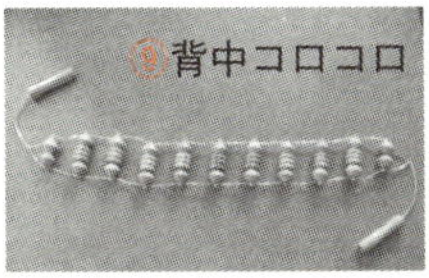
⑨背中コロコロ

足の部分で頭皮を刺激する。足の部分が柔らかいので、強弱や緩急を付ければ変化をつけて利用できる。抜け毛や薄毛、白髪の予防になる。毎日二回、三～五分間くらい続けて、頭（頭蓋骨《ずがいこつ》）を刺激すると、自律神経も安定する効果があり、ぼけの防止にもつながる。中国にも、頭に針を打つ「頭針療法《とうしんりょうほう》」という治療法があり、それに近い効果が期待できる。ヘッドリフレッシャーも頭皮の刺激と簡単お手入れに使用し、突起部分を頭のラインに沿って押しながらかき上げる。

⑨**背中《せなか》コロコロ**…大きな算盤のような形の球が付いているので、背中にまわして動かしながら刺激する。背中を刺激することで、下半身と上半身に滞っていた血液やリンパの流れがよくなり、コリやむくみが解消される。新陳代謝もよくなるので、肌のつやもよくなり、余分な脂肪が取れて、美容やダイエットにもつながる。

「ストレッチ系健康グッズ」は時間と費用を節約できてジムいらず

次は「ストレッチ系健康グッズ」で、筋肉を伸ばしたりほぐしたりして、自宅でも仕事場でも簡単なストレッチ効果を期待できます。

使い勝手がよく、わざわざスポーツジムに通わなくてもよいので、時間と費用を節約できるスグレモノです。

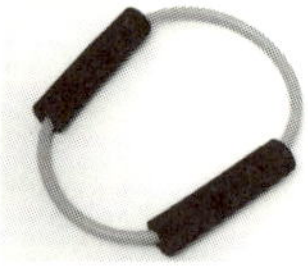
⑩エクササイズストレッチャー

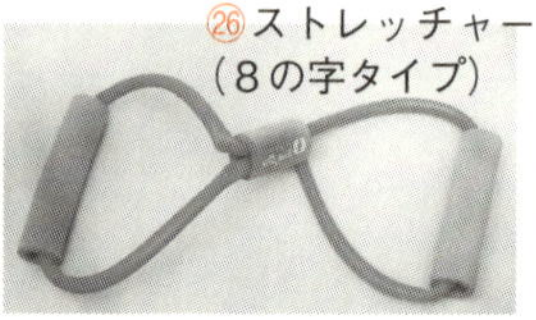
㉖ストレッチャー（8の字タイプ）

【ストレッチ系健康グッズ】

⑩エクササイズストレッチャー・㉖ストレッチャー（8の字タイプ）・㉗ストレッチチューブ…ゴムバンドの両端を持って広げたり、片方に足をかけて伸ばしたりなど、体の各部を伸ばすストレッチ機能を持つ。形状は筋肉と鍛えるエキスパンダーによく似ているが、ゴムバンドでできていて、弱い力でも利用できるので一般の人から女性や年配の人、子どもまで使うことができる。座って両ひざにかけて開きながら股関節を整えたり、両足首にかけて片足を反らしてヒップアップを図ったり、いろいろな使い方で多くの効果を期待できる。毎日五分間ずつ、自分に適した動きを考えながら行う。体の前後・左右・上下の動きからねじる効果まで、あらゆるストレッチに対応できる。ストレッチチューブは輪になっていないので、両端を持って伸縮させて使用する。

⑪フィットネスボール…バレーボール大の空気入りのゴムボールで、背中に敷いたり、ひざにはさんだりして、ストレッチやトレーニングを行う。筋肉を伸ばしたりほぐした

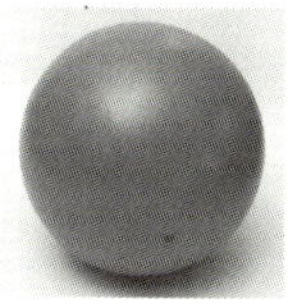

⑪フィットネスボール

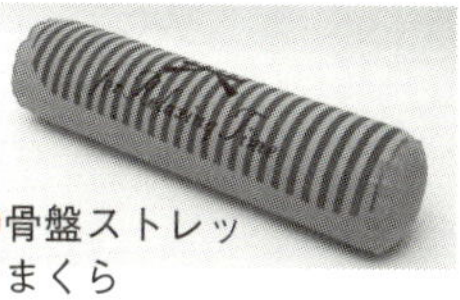

⑥骨盤ストレッチまくら

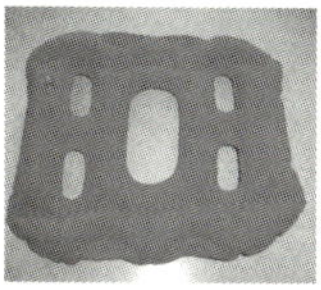

⑬薄型エアクッション

り、インナーマッスルを鍛える効果がある。両ひざにはさんで左右にひねれば股関節のゆがみが調整でき、前後に動かせばハムストリングが鍛えられる。また片方のひざの下にはさんで、前後に伸ばしたり縮めたりする動きで、ひざの関節が開き痛みを和らげる効果も期待できる。

⑫**骨盤《こつばん》ストレッチまくら**…空気入りの細長い棒状の枕で、お腹や背中の下に敷いて、体を伸ばすストレッチ効果がある。仰向けでお腹の下に敷くと股関節が整い、骨盤のゆがみが解消されて、腰痛やひざ痛の防止になる。背中の下に縦に敷くと、背骨のゆがみが矯正されて、首こりや肩こり、頭痛やめまい、冷え性など自律神経の失調症状も改善される。また足首の下に敷いて足先を上下に動かすと、下半身から上半身への血行がよくなり、むくみやコリの防止になる。

⑬**薄型《うすがた》エアクッション**…お尻の下に敷くと背筋が伸びて姿勢がよくなり、血行がよくなり疲れにくくなる。特に女性の場合には、冷え性の防止にもつながる。また、イスに座って背中にあてても、同様な効果を期待できるので、お尻の下に敷いたり背中にあてたりしながら、姿勢の変化を持たせて利用したい。

「着圧系美容グッズ」で締めてきれいに美しくなれる

最後は「着圧系美容グッズ」ですが、テレビでもよく宣伝されている商品の機能を持った商品で、女性に人気です。「締める」という機能で血行を促進して、体中の新陳代謝を高めます。

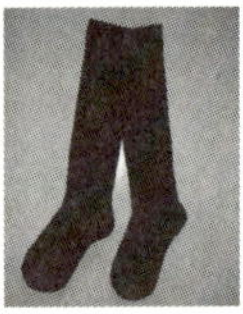

⑭スラリキュット着圧ソックス

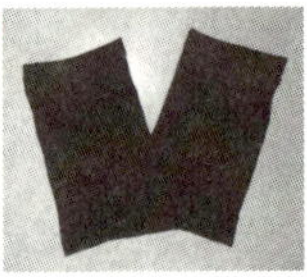

⑮スラリキュット着圧バンド（二の腕タイプ）

【着圧系美容グッズ】

⑭スラリキュット着圧《ちゃくあつ》ソックス…履くとふくらはぎが締まり、脚のむくみを防止すると同時に疲労回復にも効果を発揮する。ふくらはぎを刺激することで、ポンプ作用が働き、下半身に溜まった血液やリンパ液が活発に循環して、新陳代謝を促す。溜まった脂肪も分解できるので、ダイエット効果も期待できる。

⑮スラリキュット着圧《ちゃくあつ》バンド（二の腕タイプ）…二の腕を締めることで、たるみやむくみの防止になり、同時に腕の疲労防止にもなる。またたるんだ部分を締め付けることでスリムになり、美容にも効果がある。

この⑭⑮の着圧グッズを着けてストレッチやエクササイズを行えば、ますます血行がよくなり、効果が倍増します。腕や脚などに負荷をかけて効果をアップする加圧式トレーニングの応用だと考えるとわかりやすいです。

またむくみの防止にも効果的です。

「むくみ」は、余分な水分や老廃物が溜まっているという体からのSOSのサインなので、その状態が長く続くと、溜めこんでいる水分のぶんだけ体重が増えるのはもちろん、全身の代謝が落ちて、下半身太りの原因になります。

むくみを引き起こすのは「水分の過剰な摂取」と「血液やリンパの滞《とどこお》り」ですが、足首やふくらはぎに適度な圧をかけるというのが着圧グッズの大切な機能です。

血液を心臓方向に送り返すための脚の筋肉ポンプの働きをサポートすることで、血行不良が改善されるというわけです

むくみを解消するということは、血液やリンパの流れがスムーズになるので、健康的なダイエットの第一歩なのです。

本当にピンポイントでツボ押しができるのか？

読者の中には、「どうせ100円健康グッズだからそれほど効果がないだろう」とか「そんなに簡単に不調や痛みを改善できるはずがない」と疑っておられる方もいるでしょう。そこで、先ほど**「健身棒」**のところで触れた**「あぜ穴《けつ》」**の話を紹介しておきます。

◉「あぜ穴」とは？

- 痛みや心地よさを感じる箇所
- コリコリして硬い箇所
- 穴があいたようにくぼんでいる箇所
- 冷えたり火照ったりする箇所
- 斑点や小さな丘疹がある箇所

100円健康グッズで「ツボ」を刺激しようとするには、当然ながら東洋医学の**「ツボ（経穴《けいけつ》）」**の知識が必要だと思われがちですが、実はそれほど難しく考える必要はありません。なぜなら、ツボをピンポイントで押さえることが目的ではなくて、理屈抜きでなるべく簡単で、効果の上がる方法で使用すればよいわけです。

ここで紹介した**「あぜ穴」**というツボは、指で軽く押さえた場合「あッ、痛い！」とか「あッ、そこそこー」と感じることが多い部分をいいます。

皮膚を指の頭で押さえてみたり、さすってみて、「痛い」（圧痛）

というほどではなくても、何かコリコリして硬かったり、穴があいたようにくぼんだりしている場所も「あぜ穴」と考えます。

また突っ張って硬い感じ（緊張）、冷えたり、ほてったりする部分、斑点《はんてん》や小さな丘疹《きゅうしん》があるところも同様に「あぜ穴」と考えてもよいでしょう。

さらに、押してもらって「あぁ、いい感じー」という部分も「ツボ」の可能性があります。

人間は体中がツボだらけなのでどこを刺激しても効果あり

では、本当にその「あぜ穴」を押すことで効果があるのでしょうか？　少し理論的に解説しておきましょう。

東洋医学における「ツボ」のことを正式には、「経穴」といいます。中国三千年の歴史の中で、長い年月をかけて、数多くの経験を積み重ねているうちに、エネルギー（気、血）を供給する循環系（経絡《けいらく》）があると考え、その経絡上で太古から使用された「ツボ」を「正穴《せいけつ》」と呼び、その数は一年の日数と同じ「三六五」とも、「三五四」ともされています。

一方この伝統的、理論的な経絡上の「正穴」に対して、経験的、実践的に新しく発見された「ツボ」もあり、前述の「あぜ穴」（阿是穴《あぜけつ》）もそのひとつで、専門家にも「正穴」に劣らずよく用いられます。

その数は、正穴をはるかに上回って、千ヵ所を超えるといわれています。ということは、正穴、あぜ穴を合わせれば、体中がツボだらけになってしまうのです。

だからこそ、おおよその見当をつけてから、その付近を指先で押してみて、前に述べた要領でツボを見つければよいのです。

「習うより慣れろ」で100円健康グッズで全身をケアする

大切なのはまず、自分で押さえたりさすったりして、痛かったり気持ちよかったりするところを100円健康グッズで刺激してみることです。コリや痛みが改善されたり、むくみが取れたり、何かしらの効き目があるようなら継続していれば、より多くの効果が自覚できるようになります。つまり「習うより慣れろ」が大切で、何回か試していると、誰でもその「コツ」がつかめるようになってくるものです。

しかも、自分の体は自分がいちばんよく知っているはずですから、体調の変化に対応した「ケア」ができるようになるのは当たり前なのです。

毎日、自分の体に触れてみるのを習慣にして、「コリ」や「痛み」のあるところを見つけたら、早め早めの「ケア」をしてください。

これまでまったく気づかなかったコリや痛みが出やすい足とか、腕、頭、耳などのツボを忘れずにチェックするのが大切です。

「肩がこる」「腰が痛い」といって肩だけ腰だけにしか手当てをしない人が多いのですが、必ずある「隠れツボ」を見つけるのがコツなのです。

特に、100円健康グッズを使えば、熱くも痛くもなく、安全に簡単に使えて、すばやい効き目が得られることが多いのですから、是非試してみてほしいのです。

「ツボ」より範囲が大きい「反射区」なら誰でも簡単に刺激できる

また序章で紹介した**「反射区《はんしゃく》マッサージ」**も、100円健康グッズを利用して手軽にどこでもできるものですが、その歴史や由来などを少し詳しく解説しておきましょう。
「反射区」とは、各器官や内臓につながる末梢神経の集中箇所のことをいいます。

例えば反射区の「胃」の場所（P19参照）を刺激すると、人体の中の胃の働きも活発になるというメカニズムになっています。「ツボ」がひとつの点であるのに対して「反射区」は面になっていて、刺激する範囲が大きいのが特徴です。

この反射区に基づいてもみほぐすのが、リフレクソロジー（反射学）で、現在のリフレクソロジーの創始者といわれているのは、アメリカの耳鼻咽喉科医W・フィッツジェラルド博士です。彼の著書『ゾーン・セラピー』には、この治療術が五千年前のインドや中国ですでに存在していたが、同じルーツから発生したと思われる鍼《はり》治療が大きく発展したために、あまり活用されなかったのだろうと記されています。

反射区マッサージは100円健康グッズにピッタリな利用法

手技によるゾーン・セラピー

また彼は、自分の患者にゾーン・セラピーの手技（トリートメント）を用いて、足のある部分に圧を加えると、体の特定部分に麻酔的効果が現れることを発見したのです。

博士はさらに研究を重ねて、体を十のエネルギーゾーンに分割すること

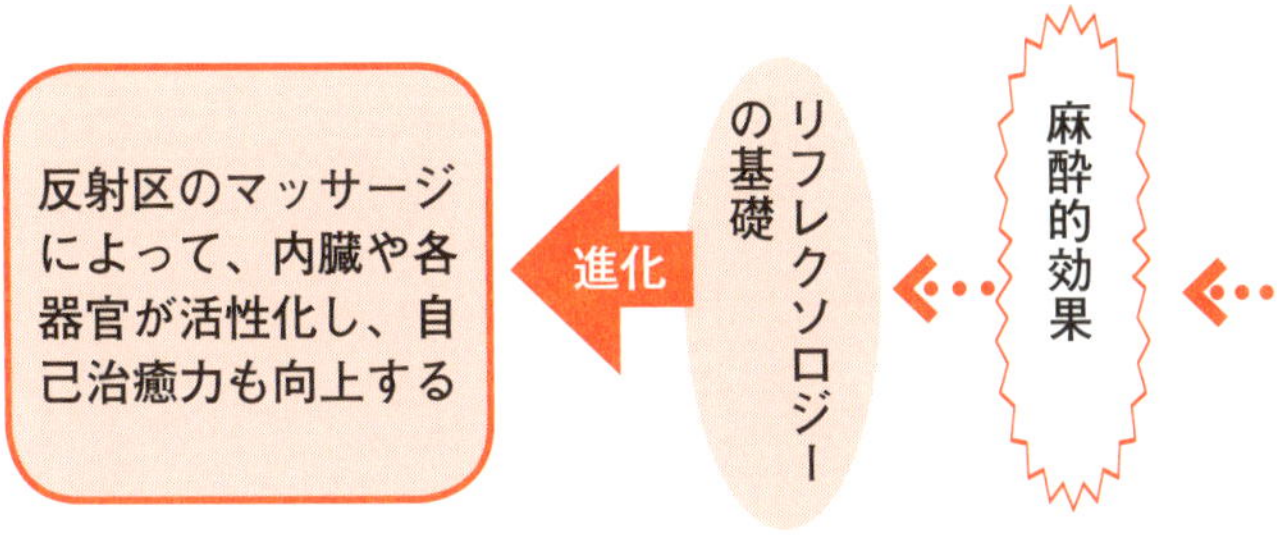

を体系化しました。

これがゾーン・セラピー、つまりリフレクソロジーの基礎になっているのです。

それを１００円健康グッズによってもう一歩進化させると、癒しやリラクゼーションだけでなく、さらに健康や美容にも効果が上がるようになりました。

反射区への刺激によって内臓や各器官の活性化を図り、〝第二の心臓〟といわれる足をほぐすことで血行を促進し、新陳代謝を高めて、本来持っている自然治癒力を向上させるのです。

反射区マッサージは東洋医学や難しい医学理論を知らなくても、手軽に簡単にできて、健康や美容に効果が期待できるのです。

これまでは、手のひらや指で押さえたりもんだり、さすったりしていたのですが、１００円健康グッズを利用すれば、力もかけずに簡単にできて効果が倍増します。

これこそ１００円健康グッズにピッタリな利用法なのです。

「もむ」「さする」「押す」「たたく」は刺激系グッズでカバーできる

100円健康グッズには、刺激系とストレッチ系、着圧系の三種類がありますが、ツボ押しや反射区マッサージなどでいちばん効果が期待されるのは、刺激系健康グッズです。

刺激系健康グッズの基本的な用途は、「**もむ**」「**さする**」「**押す**」「**たたく**」ですが、「**ネックすっきり**」や「**ストロングローラー**」など各刺激系健康グッズの機能を用途別に分類しておきます。

「**もむ**」…ネックすっきり・首もみグリップ

「**さする**」…ストロングローラー・キラキラクリアローラーツイン・フェイスローラーエイトボール・フェイスローラー・ヒップローラー・ネック

◉100円グッズを使って行う「反射区」を刺激する四つの動作

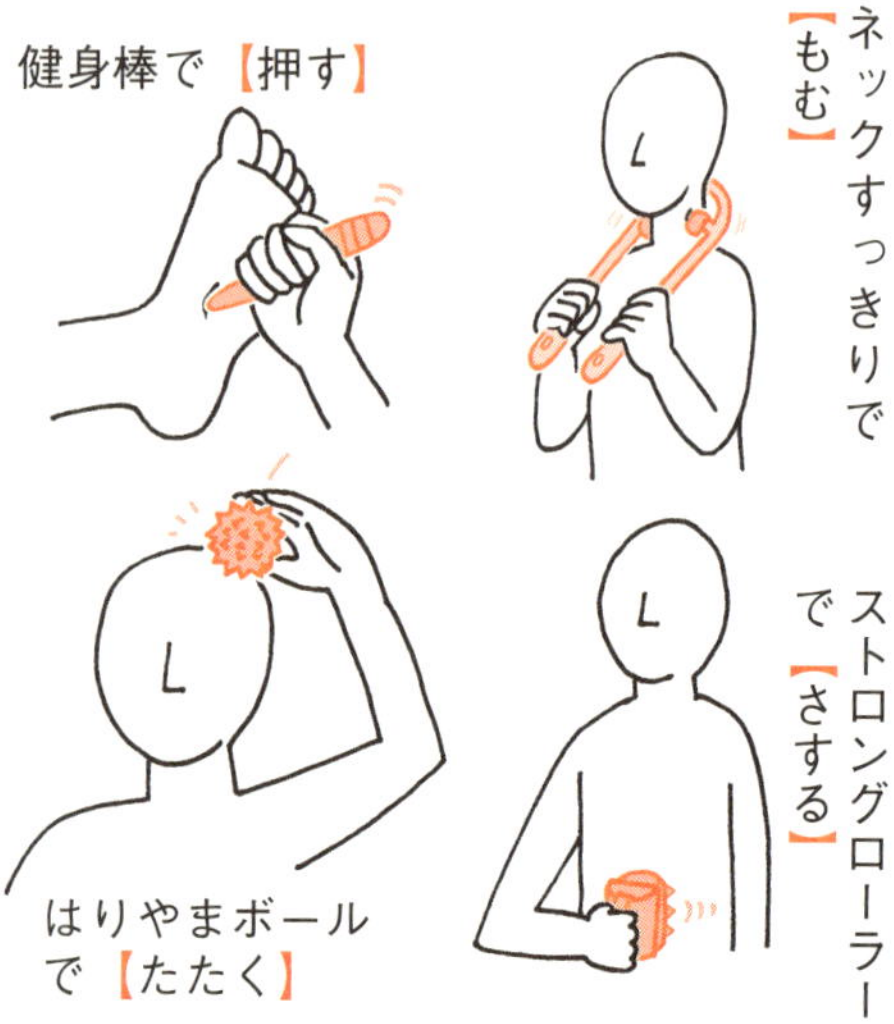

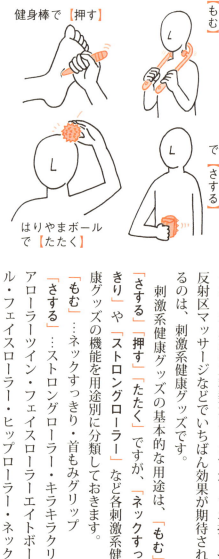

ローラー・アーチ製ローラー・アニマルコロコロ・背中コロコロ

「**押す**」…ネックすっきり・首もみグリップ・健身棒・コリほぐしスティック・ツボ押し君・はりやまボール・健康足踏器・足裏ローラー・頭皮オシタコ君

「**たたく**」…はりやまボール・頭皮オシタコ君・ヘッドリフレッシャー

「**ネックすっきり**」や「**はりやまボール**」のように、ひとつの健康グッズでもいろいろな用途が期待できるものもあるのでお得ですが、それぞれ基本的な動作はどのようにしたらよいか解説しておきましょう。

刺激の程度は自分の体の具合と相談しながら決める

「**もむ**」動作は、ツボや反射区に健康グッズをあてて、もみほぐすようにします。最初は、ツボや反射区の位置を確認するように刺激を弱くして、「気持ちよい」とか「痛い」とかの反応を見ながら、だんだん強くしていきます。

「**さする**」動作は、ツボや反射区に健康グッズをあてて、軽く力を込めてやさしく転がすようにします。ごしごしと強すぎると、皮膚を痛めたりするので注意してください。

「押す」動作は、ツボや反射区に健康グッズをあてて、圧力をかけていきます。「もむ」動作と同様に、最初は刺激を弱くして、「気持ちよい」とか「痛い」とかの反応を見ながら、だんだん強くしていきます。基本的には、適度な圧力を感じる程度がよいです。

「たたく」動作は、健康グッズでツボや反射区をたたいて刺激します。これも同様に、最初は刺激を弱くして、「気持ちよい」とか「痛い」とかの反応を見ながら、だんだん強くしていきます。肌が真っ赤になるほど強くたたく必要はありません。

四つの動作で注意してほしいのは、傷や発疹がある場所は悪化する可能性があるので、刺激しないようにしてください。また刺激が強すぎるのもよくないので、自分の体の具合と相談しながら決めるようにします。

グッズを直接肌にあてると赤くなったり傷がついたりすることがあるので、滑液を塗ったり薄い肌着を着たりして刺激を和らげてください。異常を感じたら、すぐに中止して専門医に相談してください。ローラー系のグッズは頭部にあてると、髪の毛を巻き込むことがあるので、十分に注意してください。

それぞれ動作は、だいたい一回三～五分程度で数回繰り返しますが、長時間続けていると逆効果になり、症状を悪化させてしまうことがあるので注意してください。

第3章◎これが100円グッズの「三種の神器」＋1だ！

「健身棒」「骨盤ストレッチまくら」「フィットネスボール」は100円グッズの「三種の神器」

数ある100円健康グッズの中でも、健康にも美容にも効果があるスグレモノが三つあります。それがツボ押し用の「健身棒《けんしんぼう》」といろいろな運動やストレッチに使える「骨《こつ》盤《ばん》ストレッチまくら」、そして体の各部のシェイプアップや筋トレにも効果がある「フィットネスボール」です。第二章でも簡単に紹介しましたが、ここではもっと詳しい機能と使い方を解説していきましょう。

この三つのグッズがあれば大抵の運動やストレッチ、シェイプアップのエクササイズができてしまいますが、通常のお店で買うとそれなりの値段がついています。

また最近では書籍や雑誌の付録としても手に入れることが可能ですが、それでも三つ合わせて購入すると、数千円かかってしまいます。しかし100円均一なら、文字通り三つ揃えても300円（＋消費税）で済んでしまうのです。

こんな便利でお得なグッズを使わない手はありません。この値段なら、もし使用してみて自分に合わないと感じたら、廃棄しても後悔はしないのではないでしょうか。あるいは使い勝手が良く気に入ったら、いくつか購入して自宅や仕事場にストックして気の向くままに使用するのもよいでしょう。

確かに通常市販されているものより、値段の関係で品質は若干落ちるかもしれませんが、試作品（試供品）と考えれば問題なく使えると思います。

「健身棒」で大まかなゾーンを刺激すれば効果がある

そこでまず紹介したいのが**「健身棒」**です。第二章でも触れましたが、木製で両端が細い部分と太い部分に分かれているツボ押し器具です。太さは二種類ありますが、自分であててみて気持ちのよいほうを利用すればよいでしょう。

◉健身棒

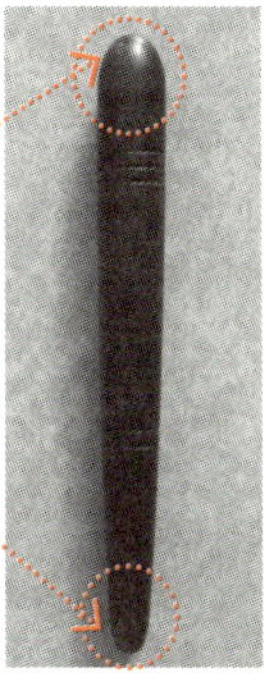

他にも、**「健身棒」**と同じような機能を持った**「ツボ押し君」**（**レモンなどで販売**）や**「コリほぐしスティック」**（**キャンドウ製**）など

多くのグッズが販売されていますが、ここではツボ押しグッズの代表として「**健身棒**」を紹介していきましょう。

もともとツボの位置には個人差があって、プロの治療家でも正確に探し出すことは難しいですし、的確に適度の強さで押すのはさらに困難です。

素人ならなおさらですが、ここで重要なことは自分で押してみていちばん気持ちのよいところを、気持ちのよい強さで刺激するということです。

要は硬くなった体をほぐすことが重要で、ピンポイントでツボを押すことが目的ではないということです。

また前述した「**反射区**《はんしゃく》**マッサージ**」ということからすると、大まかなゾーンを刺激すれば効果があるといえます。

息を吐いているときにゆっくりと押して、吸うときに力を緩める

まずツボ押しの基本的なTPOを紹介しておきます。TPOというのは、いつどのくらいの強さで何回くらいやればよいかということです。

まず、ツボ押しは寝起きや就寝前に行うようにします。お腹のツボは食後にすぐにやるのは避けて、一時間以上経過してからにします。

また入浴後は、体中が温まって血行がよくなっているのでより効果的です。

ツボ押しの強さは前述したように、自分が気持ちがいいと感じることが基本で、強いほど効くということではありません。

やさしい刺激は弱っている機能を安定させるとき、強めの刺激は痛みを抑えるときに効果的です。

回数は、ひとつのツボにつき六～八回が目安で、左右ある場合にはそれぞれ同様の回数を押します。

ツボ押しは時間や回数のほかに、押し方のコツがあります。それは、呼吸とリズムを合わせて押すということです。

息を吐いているときにゆっくりと押して、吸うときに力を緩《ゆる》めるようにします。なぜなら、息を吐いているときには心身がリラックスして、ツボを刺激する効果が伝わりやすいからです。

息を吸ったり吐いたりを意識しすぎると、逆に苦しくなって効果がありませんので、あくまでも自然呼吸を基本としてください。

ツボはズーンと痛くて、でも気持ちのよい独特の感覚がある

先ほどツボの正確な位置は素人にはわかりにくいので、それほど意識しなくてもよいといいましたが、それでもより近い位置を探し出すほうがよいことは確かです。

そこでツボの位置の探し方について紹介しておきます。

ツボの多くは骨の際や骨と骨の間、骨と骨が接する部分のくぼみ、関節の凹凸部分に位置しています。

ということは、皮膚の上から骨を伝っていくことでたどり着ける可能性が高いのです。

まったく何もないところから探すよりも、こうして骨をたどっていけばピンポイントでなくても、おおよその位置は見つけることができます。

おおよその位置がイメージできたら、骨の際を押し上げるようにしてみるのです。そうして、いちばん反応があるところがあなたのツボです。

最初は参考資料を見ながらたどっていきますが、個人差もあるので最終的には自分のイメージが決め手になります。

響くようにズーンと痛くて、でも気持ちのよい独特の感覚が得られます。

個人差があるツボにこそ中国四千年の奥義が隠されている

もうひとつ大切なのは、計測の際に自分の指幅を物差しとして利用するということです。

ツボの位置は「おへそから指二本分外側」とか「内くるぶしから指幅四本分上方」という表現をします。

その際の目安や目印になるのは、出っ張った骨やおへそ、正中線（体の左右中央を縦に走ると仮定した線）などで、そこから指幅何本分として測りながら見当をつけていきます。

ちなみに、指幅の測定基準は次のようになっています。

・**指一本分**…親指のいちばん太い部分（第一関節）の長さ
・**指二本分**…人差し指（の第一関節のあたり）から中指の横幅を合わせた長さ
・**指三本分**…人差し指（の第一関節のあたり）と中指、薬指の横幅を合わせた長さ
・**指四本分**…人差し指（の第二関節のあたり）から小指までの横幅を合わせた長さ

当然、人によって指の幅や長さが異なるので、ツボの位置も個人で微妙に違ってくるのです。

だからこそ、それぞれの個人差に合ったツボ押しで効果が上がるというわけです。

個人差がなく、どんな人でもまったく同じ位置だと、かえって効果が低くなってしまうと考えられ、ここに中国四千年の奥義が隠されているといえるのかもしれません。

◉ツボの位置の探し方

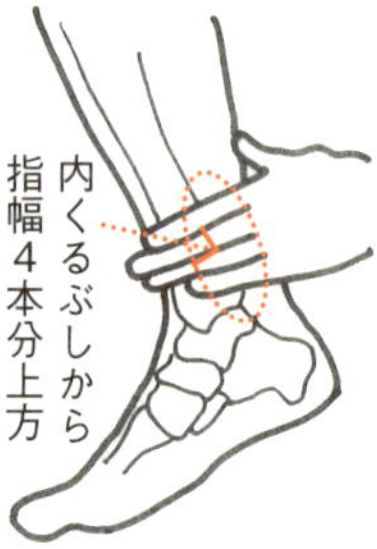

①**指の横幅でツボの位置を図る**…「三陰交」のツボは内くるぶしから指幅4本分上方の脛骨の後ろ側にある

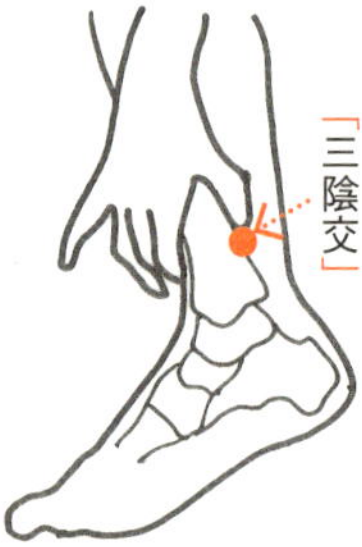

②**指で押して反応を確認**…おおよその目安をつけて、押してみて、ズーンと響く反応があればOK

「健身棒」で自分に適したやり方を自分で考えて探し出す

ここでひとつ気をつけていただきたいのは、ツボをあまり強く押して刺激が強すぎると皮膚を傷つけたり、筋肉や神経に悪影響を及ぼしたりしかねないということです。

まず、自分に適したやり方を自分で考えて探し出すことです。やり方をマスターすれば、あとは〝鬼に金棒〟でスムーズに利用できます。

ここで改めて使用上の注意点を挙げておきましょう。

- 妊娠初期や臨月の女性、その他持病がある人は、医師に相談してください
- 外科手術の直後や感染症、インフルエンザで高熱がある人も避けてください
- 傷や水ぶくれ、ニキビなど吹き出物がある人も控えてください
- お酒を飲んでいるときも控えてください
- 使用してみて、痛いと感じたらやめてください
- 使用してみて、皮膚がむけたり違和感が出たりしたらやめてください
- 細い部分と太い部分を比較して、気持ちのよいほうを使用してください

・刺激が強すぎるなら、クリームを塗ったり衣類をつけたりして、和らげる工夫をしてください

・グッズの説明書や注意書きをよく読んで、理解した上で使用してください

シンプルなグッズですから、デメリットはほとんどありませんが、とにかく痛みや違和感、おかしいと感じたら、すぐにやめて医師に相談することです。

また、左右にツボがある場合には、支障ないほうを刺激することでも効果があります。

あのミリオンセラーの付録「骨盤枕」が100円で手に入る

数年前に拙著で『寝るだけ！骨盤枕ダイエット』という付録本がミリオンセラーになりましたが、読者の皆さんの中で購読していただいた方も多いと思います。

書籍といっしょに付録として「骨盤枕」をつけたのですが、これがブームとなっていろいろな人がさまざまな出版社から、骨盤にあてる枕を使ったダイエットや健康法などを紹介した本を出されています。

数年経ってもコンスタントに売れ続けているので、それだけ読者の関心が高いとい

えるでしょう。

そこで本書でも、１００円ショップで手軽に購入できる「骨盤ストレッチまくら」を取り上げて、そのさまざまな利用法を紹介しておきましょう。

「骨盤ストレッチまくら」は全身のゆがみを治す万能グッズ

もともと「骨盤枕」は、私の治療院で「骨盤タオル枕」としてタオルを巻いて作成し使用していたものです。

いつも治療院のベッドの脇に置いて、鍼灸《しんきゅう》や整体の仕上げとして、骨盤枕を使って骨格を整えたり、筋肉を伸ばしたりして利用していました。

骨盤は体の中心に位置して、上半身と下半身をつなぐ大切な役目を果たしているので、骨盤のゆがみが股関節や背骨にも影響して、体の不調や慢性痛につながります。

骨盤がゆがむ原因は「姿勢が悪い」「いつも脚を組んでいる」「いつも前屈みになっている」「同じ姿勢で長時間過ごしている」など、さまざまな生活習慣にあります。

通常なら骨盤のゆがみは歩いたり寝たりしている間に、自然に正常に戻るようにできていますが、長期にわたって悪い姿勢や習慣がついている場合には、固定されて正常に戻らなくなります。

つまり前述した〝筋骨コチコチ体〟になってしまうということです。

そうすると、骨盤の周辺の筋肉や神経にも悪影響を与えて、さまざまな痛みや症状を引き起こすのです。

さらに骨盤の周辺には大腸や小腸、泌尿器《ひにょうき》、生殖器などの内臓が位置していますし、背骨との関係でいうと、肺や肝臓、膵臓《すいぞう》、心臓など多くの臓器に影響を与えます。

それほど大切な器官ですが、**「骨盤ストレッチまくら」**はそのゆがみを元の正常な状態に戻す役割を果たしてくれます。

◉骨盤ストレッチまくら

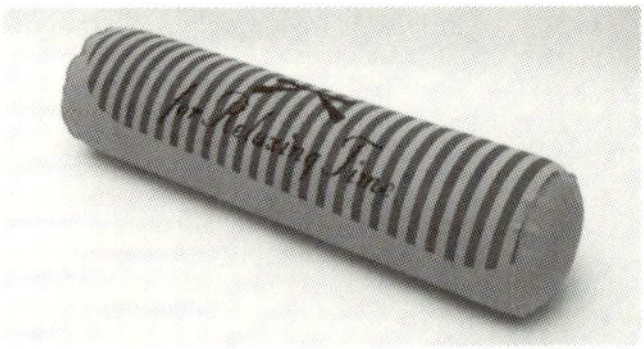

ミリオンセラーになった骨盤枕と同じ機能が期待できる

「骨盤ストレッチまくら」の原理は自分の体重でゆがみを治すこと

「骨盤ストレッチまくら」の原理は、枕を体の下に置くことで自分の体重を利用して、骨盤や背骨のゆがみを矯正《きょうせい》するというものです。

◉骨盤ストレッチまくらの空気の入れ方

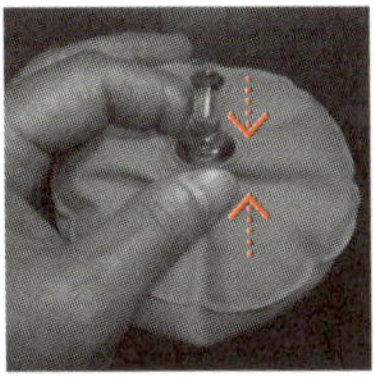
①空気弁の根元を強くつまんで空気を入れる

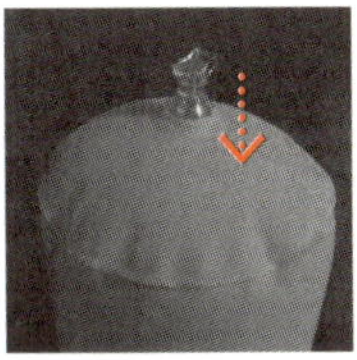
②空気弁を枕の中に押し込む

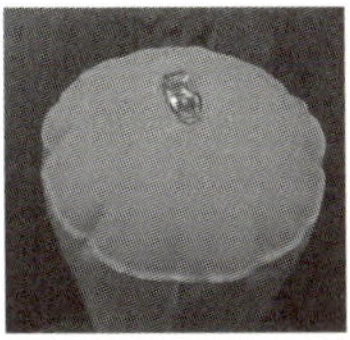
【完成図】

まず購入した「**骨盤ストレッチまくら**」に空気を入れます。浮き袋や空気枕を膨らませる要領で、空気弁の根元を強くつまんで、息をゆっくり吐いて膨らませていき、入れ終わったら、空気弁を奥に押し込んでください。

急に息を吸ったり吐いたりすると、気分が悪くなることがあるので注意してください。

ここで「**骨盤ストレッチまくら**」の使用上の注意を上げておきます。

- 空気を入れて膨らませますが、パンパンに入れすぎると破裂したり、空気が抜けやすくなったりするので注意してください
- ケガや疾患のある人、妊娠中や産後まもなくの人は使用しないでください
- 体調のすぐれないときには使用しないでください
- 使用中に痛みや異常を感じたら中断して医師に相談してください
- 過度の使用は体を痛める原因になりますので注意してください

その他、商品に添付された取扱説明書や注意書きをよく読んで、理解した上で使用してください。「骨盤ストレッチまくら」の硬さの程度は、手で持って少し凹んで握れるくらいが適当ですが、自分の体の具合も考慮して判断してください。

「骨盤ストレッチまくら」を使ったお腹のエクササイズ

それでは「骨盤ストレッチまくら」を使った基本的なエクササイズです。四つありますので紹介していきましょう。

最初は「骨盤ストレッチまくら」を使ったお腹のエクササイズです。床に座って脚を伸ばし、腰の後ろに「骨盤ストレッチまくら」があたるように置き、仰向けにゆっくり寝るように、体を倒していきます。脚は自然に伸ばして、手はお腹の上でも腰の横に置いても構いません。ここで、脚を伸ばすのがつらい人は、ひざを曲げた状態でもよいです。自分の体重で骨盤のゆがみを矯正して、正しい位置に戻っていきます。

●骨盤ストレッチまくらによるお腹のエクササイズ

①床に座って脚を伸ばし腰の後ろに「骨盤ストレッチまくら」を置く

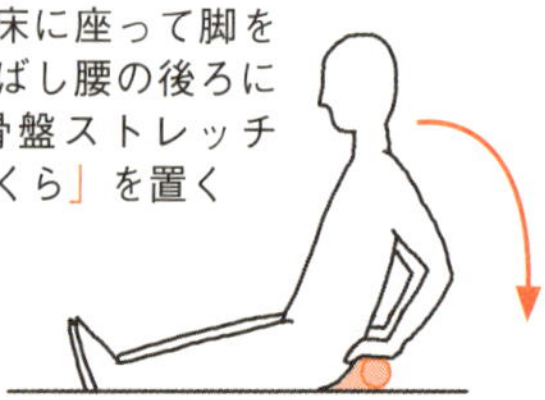

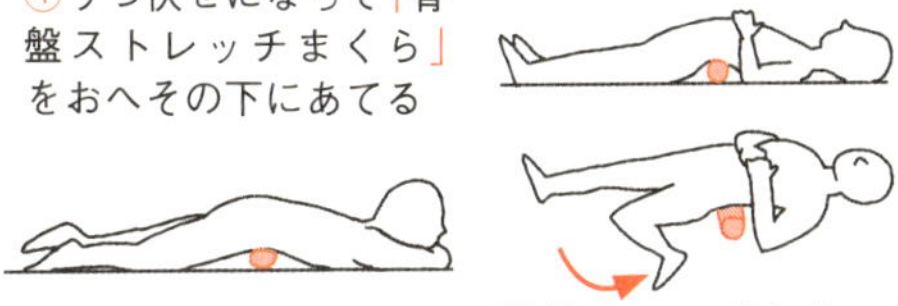

②仰向けにゆっくり寝るように体を倒す

③片方のひざを床に付けながら、脚を外側に曲げる

④うつ伏せになって「骨盤ストレッチまくら」をおへその下にあてる

さらに、片方のひざを床に付けながら、脚を外側に向けて曲げてキープして、左右のひざで行います。

二番目は、うつ伏せになって**「骨盤ストレッチまくら」**をおへその下にあてます。両脚はそろえて真っ直ぐに伸ばし、手はあごの下で組むなど楽な状態で大丈夫です。

この状態がきつい人は、**「骨盤ストレッチまくら」**の空気を抜いて低くして始めるのも、体を慣らしていくには効果的です。

おへその周りにはツボがたくさんあるので、自然に刺激することにもなり、胃腸の調子が悪かったり、便秘に悩まされたりする人には二重の効果が期待できます。

「骨盤ストレッチまくら」を使った背中のエクササイズ

三番目は**「骨盤ストレッチまくら」**による背中のエクササイズです。

●骨盤ストレッチまくらによる背中のエクササイズ

①肩甲骨の間に「骨盤ストレッチまくら」を置き、仰向けに寝て体重をかける

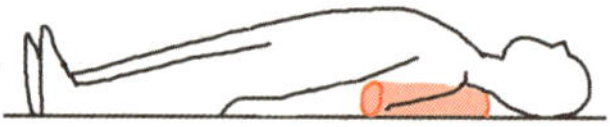

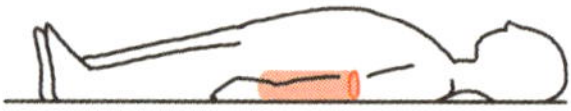

②「骨盤ストレッチまくら」をお尻の下に移動させて体重をかける

床に座り脚を伸ばして、肩甲骨《けんこうこつ》の間に**「骨盤ストレッチまくら」**があたるように縦にして置いて、上半身を倒していきます。手は腰の横に伸ばして、体を伸ばすようにすると体重がかかり、肩甲骨の間が開くようになります。

右側の肩甲骨は腸骨《ちょうこつ》（腰の出っ張りの骨）の左側と、左側の肩甲骨と腸骨の右側がクロスしてつながっているので、骨盤もよく動くようになり、正しい位置に矯正されます。

このとき腰が痛いようならすぐに中止して医師に相談してください。同じ状態で、**「骨盤ストレッチまくら」**をお尻の下に移動させます。そして、全身を真っ直ぐに伸ばして、体重をかけます。

これは仙骨《せんこつ》のゆがみを改善するエクササイズです。仙骨は背骨のすぐ下で、骨盤の中心に位置し、上半身を支える重要な役目を果たしています。

ここがゆがむと、股関節や脚全体が影響を受けて、長時間立っているのがつらくなります。仙骨に**「骨盤ストレッチまくら」**をあてることで、自分の体重によってゆがみを改善することができます。

ただし、このエクササイズも痛みがあったり、脊柱管狭窄症《せきちゅうかんきょうさくしょう》のおそれがあったりする人は止めて医師に相談してください。

「骨盤ストレッチまくら」を使った足のリラックスエクササイズ

最後は、足のリラックスエクササイズです。

仰向けになり、全身の力を抜いて体を真っ直ぐに伸ばして、ふくらはぎの下に**「骨盤ストレッチまくら」**をあてます。

そして、足首を上下に動かすと、ふくらはぎが刺激されて下半身の血行がよくなります。

「骨盤ストレッチまくら」を使用することでテコの原理が働き、足首の動きが増幅されてふくらはぎに伝わります。

ふくらはぎ（足）は〝第二の心臓〟ともいいますが、長時間のデスクワークや運動不足で、下半身に溜まりがちな血液を心臓に戻してやると、体の新陳代謝がアップして疲労も回復します。

●骨盤ストレッチまくらによる足のリラックスエクササイズ

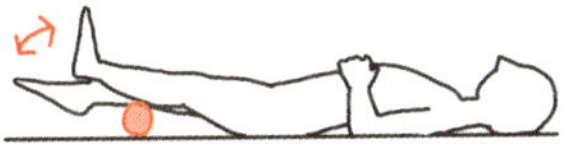

①仰向けになりふくらはぎの下に「骨盤ストレッチまくら」を置いて足首を上下に動かす

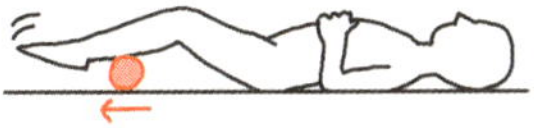

②ふくらはぎの下の「骨盤ストレッチまくら」自体をそのままコロコロと前後に動かす

下半身の血行不良は関節や筋肉も硬くさせて、体の不調や慢性痛の原因になります。それを防ぐためにも大切なエクササイズですが、足首を動かす方法ともうひとつ、ふくらはぎの下の「**骨盤ストレッチまくら**」自体をコロコロと前後に転がして刺激する方法があるので、自分に合ったほうを選んでください。

ここで「**骨盤ストレッチまくら**」の利用法で注意しておきたいのは、正しい位置に置くことが効果を最大限に発揮するコツだということです。

骨盤や恥骨、おへそなど適切な位置に置かないと、かえって悪化する場合があるということを覚えておいてください。

「フィットネスボール」は身近で手軽なシェイプアップ&筋トレグッズ

「三種の神器」の最後は、体の各部のシェイプアップや筋トレにも効果がある「**フィットネスボール**」です。

●フィットネスボール

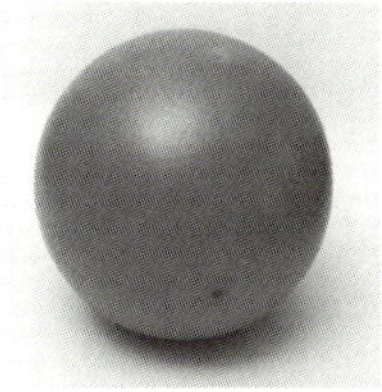

小さめなので手頃で扱いやすい

私たちは小さい頃からドッジボールやソフトボールなどで、ボール競技を身近に感じてきました。

ですから、ボールを使ったフィットネスや筋トレにも違和感なく入っていくことができます。

数年前米国から、大きなボールを使ったストレッチやダイエット法などが紹介されてブームになったことがありますが、ここでは手頃な直径二十〜三十センチくらいのエクササイズ用のボールを使用します。

100円ショップではしぼんだままたたんで販売されていますが、空気入れ（100円ショップでも販売）で膨らませて使用します。

「フィットネスボール」の空気の入れ具合で自分に合ったエクササイズ

「フィットネスボール」にはどんな特徴があるでしょうか。

◉フィットネスボールの硬さを調整

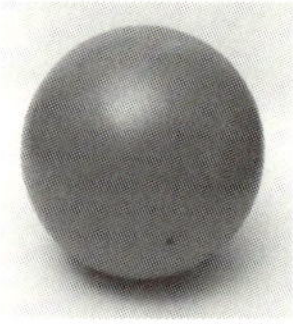

①空気がほぼ満タンの状態

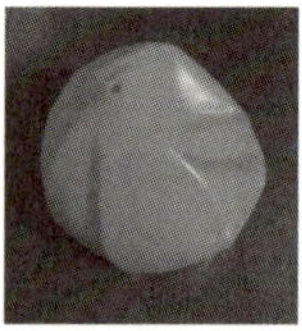

②空気が50％入った状態

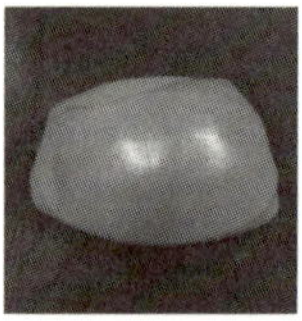

③空気が30％入った状態

▶空気の入れ具合によってボールの硬さが変化して、エクササイズの強度や負荷も調整できるので、自分に適した状態を選択できる

ボールは球体で転がる特性を持っているので、体は無意識のうちにバランスを取ろうとして、運動神経や筋肉が反応して鍛えられるようになります。

同時に脳の働きにも影響して、体が効率よく動くように学習していきます。つまり運動神経や筋肉、脳機能の活性化まで効果があるということです。

また弾力性があるので、体重をかけたり力を込めて押したりすることで、効率よく負荷がかかるので、手軽に筋力アップができます。

「フィットネスボール」をパンパンになるまで空気を入れなくても、五十〜三十パーセントくらいの入れ具合でも、それぞれ負荷や弾力性が変わり、エクササイズの強度も自分に合った程度を選択できます。

できれば**「フィットネスボール」**をいくつか用意して、それぞれ空気の入れ具合をエクササイズによって使い分けると便利です。これは100円グッズだからこそ可能な〝便利ワザ〟なのです。

大きさも、昔からボール競技で慣れ親しんできたサイズなので、手に持ったりひざにはさんだり、腰やお腹にあてたりしても違和感がなく、いろいろな使い道があります。

遊び感覚で身近で楽しくエクササイズが行えますし、このくらいのサイズならバランスを崩しても、すぐに手で支えることができて安全です。

「フィットネスボール」の上に座って背筋を真っ直ぐに伸ばす

ここからは、「フィットネスボール」を使った基本的なエクササイズを紹介していきます。

まずは「フィットネスボール」に慣れるために、ボールの上に座ってみましょう。

「フィットネスボール」をお尻の下に置いて、その上に正座します。その際、お腹に力を込めて引っ込めながら、背筋を真っ直ぐに伸ばし、骨盤も真っ直ぐにします。

背骨と太ももが直角になるようにして、上体を真っ直ぐ正面を向いて引き上げます。この状態が股関節に負担のかからない安定した座り方です。

●フィットネスボールに慣れる姿勢

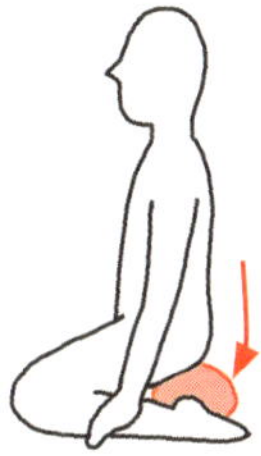

①お尻の下に「フィットネスボール」を置いて、その上に正座する

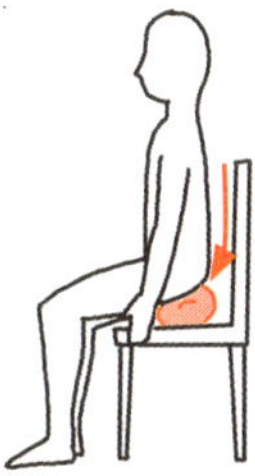

②イスの上にボールを置いても同じ効果で、イスの縁を持ってもＯＫ

イスに「**フィットネスボール**」を置いてこの座り方をしても、同じような効果があります。手はイスの縁を持って、体を支えるようにしてもOKです。

背中や腰を反らせたりお尻を突き出したりすると、骨盤が前に倒れてしまうので注意してください。

逆に背中を丸めたりお腹を緩ませたりすると、骨盤が後ろに倒れてしまうので注意してください。

この座り方で骨盤のゆがみも解消するので、デスクワークの際に行っても効果的です。

あまり膨らましすぎると、体がグラグラして不安定になるので、膨らみ具合を調節しながら使用してください。

「フィットネスボール」を使った四つのリラクエクササイズ

次はリラクゼーションのエクササイズで、自由な時間を見つけて各三十秒から一分間くらい行ってください。

◉フィットネスボールによる4つのリラクエクサ①②

①うつ伏せになりおへその下に「フィットネスボール」を入れて、ゆっくりボールを転がすように骨盤を動かす

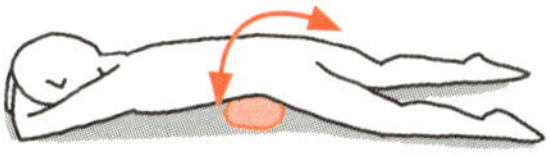

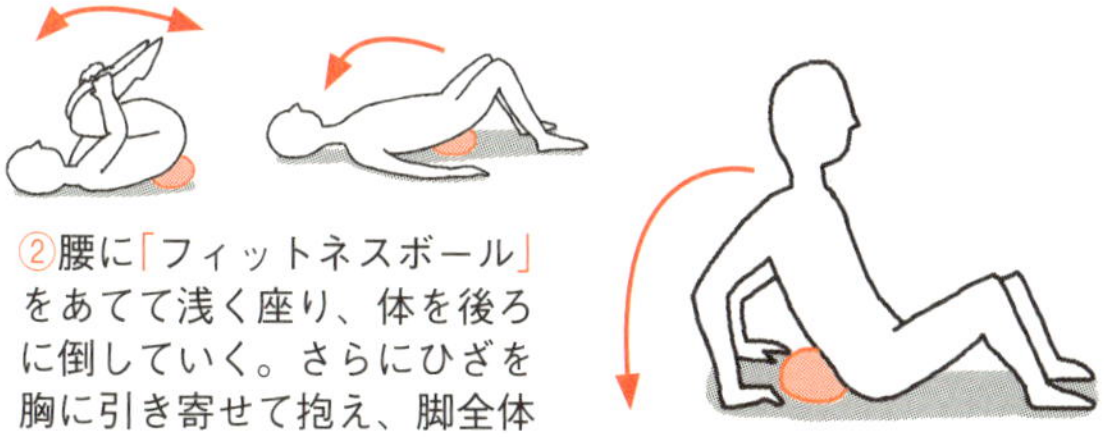

②腰に「フィットネスボール」をあてて浅く座り、体を後ろに倒していく。さらにひざを胸に引き寄せて抱え、脚全体を上下に揺らす

緊張した体や筋肉をリラックスさせてくれるので、仕事の休憩時間や就寝前などにもお勧めです。

四つのパターンがありますので覚えてください。

うつ伏せになっておへその下に「**フィットネスボール**」を入れて、ゆっくりボールを転がすように骨盤を左右に傾けます。お腹を気持ちよく刺激してリラックスします。

二番目は床に腰を下ろして、腰に「**フィットネスボール**」をあてて浅く座ります。

手は床について体を支えながら、そのままゆっくりと体を後ろに倒していきます。

骨盤の下にボールを敷くようにして、さらにひざを胸に引き寄せるようにして抱えます。そして、脚全体を上下に揺らすようにします。

「**フィットネスボール**」の弾力性を楽しみながら行うと効果がアップします。

「フィットネスボール」で上半身全体がほぐれてリラックスできる

◉フィットネスボールによる４つのリラクエクサ③④

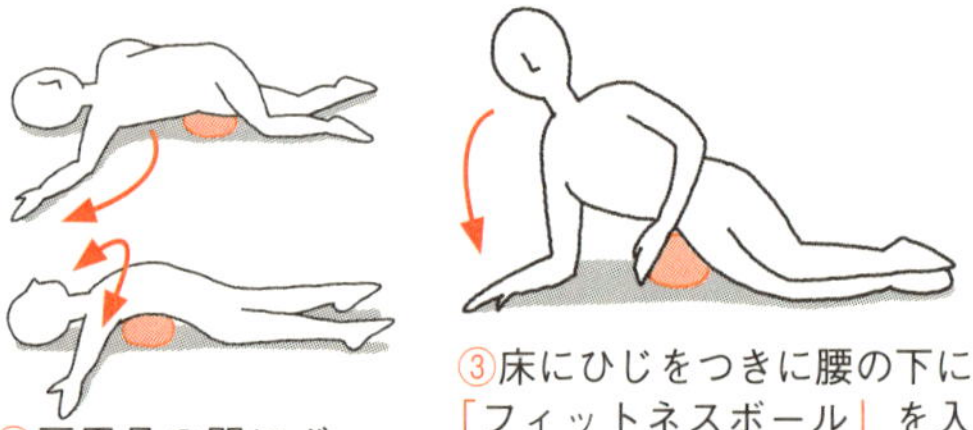

③床にひじをつきに腰の下に「フィットネスボール」を入れて、ゆっくり横になり下の腕を前に伸ばす

④肩甲骨の間にボールを入れ、手を広げて深呼吸する

三番目は体の側面に「フィットネスボール」を入れるエクササイズです。

床にひじをついて、上体を少し起こして横向きになり、腰の下に「フィットネスボール」を入れます。そのまま床に横になり下の腕を前に伸ばし、バランスを取ります。

次に腰をひねりながら、胸を開くように上体を上に向けます。このとき胸を大きく開くように、ゆったりと動かすのがコツです。これを左右同様に行います。

最後は背中の下にボールを入れるエクササイズです。

仰向けになり、肩甲骨の間に「フィットネスボール」を入れて、ゆっくりと手を広げて深呼吸をします。首こりや肩こり、背中のコリもほぐせます。さらに「フィットネスボール」の位置を少しずつ上にずらして、伸ばす位置を変えていくと上半身全体がほぐれてリラックスできます。
首が下に伸びすぎて痛い人は、頭の下にクッションや枕を入れると楽にできます。

「フィットネスボール」で作業や家事をしながら手軽にエクササイズ

「フィットネスボール」は小さいので、仕事場や外出先でも邪魔にならずにエクササイズが楽しめます。作業や家事をしながら、あるいはテレビを見ながらと気軽に行ってみましょう。

まず、上半身を鍛えるエクササイズです。頭の上にボールを乗せて、両手で押さえてひじを下げるようにします。

このとき頭は動かさず、真っ直ぐ正面を向き、肩甲骨や背中の筋肉が動くのを意識しながら行います。

次はイスに座って、足の下にボールを置いて、かかとからつま先で「フィットネスボール」をつぶすようにして転がします。足裏の刺激にもなり、足首やふくらはぎのエクササイズになります。

◉フィットネスボールで手軽にエクサ①②

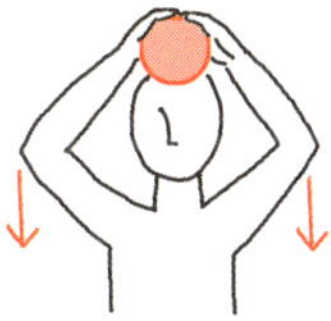
①頭の上に「フィットネスボール」を乗せて、両手で押さえてひじを下げる

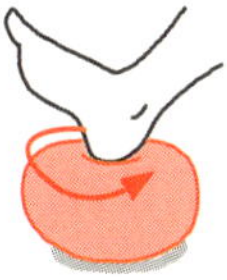
②足の下に「フィットネスボール」を置いて、つぶすように転がす

◉フィットネスボールで手軽にエクサ③

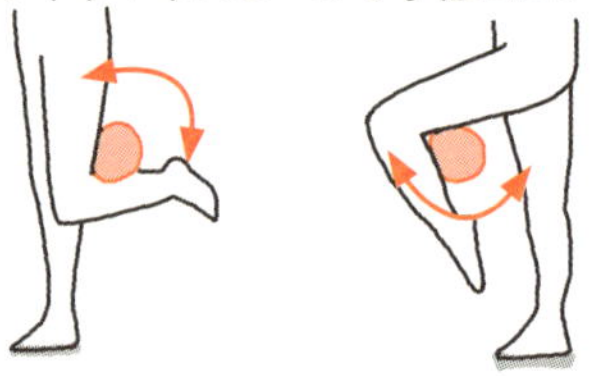

③真っ直ぐに立ち、ひざを上げて、ひざの下に「フィットネスボール」をはさみ、足を前後に締める。そのままひざを後ろに回して、前後に締めるようにする

三番目は、ひざの裏にボールをはさむエクササイズです。

真っ直ぐに立って、ひざを上げて前に出し、ひざの下に「**フィットネスボール**」をはさみます。足を前後に締めると太ももの筋肉が鍛えられます。

そのままひざを後ろに回して、前後に締めるようにすると、太ももの後ろ側の筋肉の鍛錬になります。

このとき体のバランスが崩れる人は、壁やイスの背につかまって行ってください。

「フィットネスボール」は仕事場や家庭にひとつずつ置いて利用したい

四番目は、背中のエクササイズです。「**フィットネスボール**」を頭の後ろにあて両手で持って、強く押しつけながら、ひじをゆっくり開くようにします。

◉フィットネスボールで手軽にエクサ④⑤

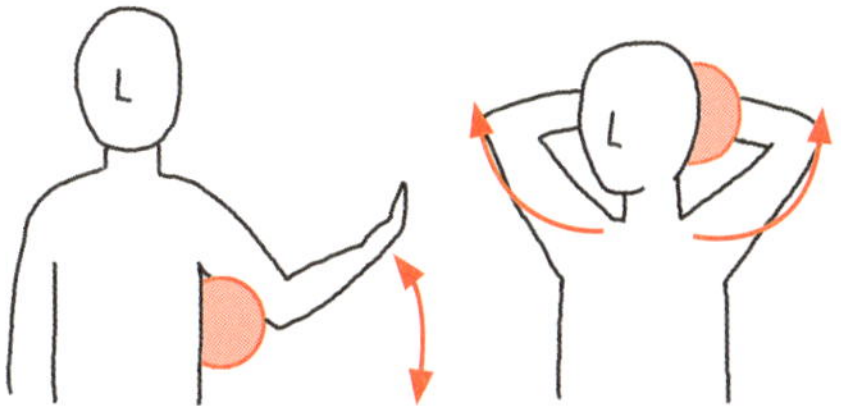

④頭の後ろに「フィットネスボール」をあてて、強く押しつけながらひじをゆっくり開く。
⑤ボールを脇にはさみ、手のひらを上に向けてひじでボールを押しつぶすように締める

顔を上げて真っ直ぐに正面を向くので、姿勢がよくなるだけでなく、背中が伸びて、胸のストレッチにもなります。

五番目は、「フィットネスボール」を脇の下にはさんで、手のひらを上に向けて、ひじでボールをつぶすように締めます。腕と背中の筋肉が鍛えられて、上半身が引き締まります。

最後は、手で「フィットネスボール」をつかんで、ギュッギュッと握るようにすると、指の運動になります。

ここで紹介した六つのエクササイズは、時間も場所も取らずにできるので、気軽に思いついたら行うことで、自然に体が鍛えられてきます。仕事場や家庭にひとつずつ置いて、自由に利用してください。

「フィットネスボール」の扱いに慣れないと危ないので注意

これほど使い勝手のよい「フィットネスボール」ですが、注意点もあるので覚えておいてください。特に中高年の人は、ボールの扱いに慣れていないと危ない面もあるの

で注意してください。

・ボールの上に体をのせるときはケガや転倒しないように十分注意してください
・腰痛やひざ痛など慢性痛があるときには医者に相談してから使用してください
・現在何らかの症状や病気で治療中の人は医者に相談してから使用してください
・ボールの空気は抜けることがあるので、使用前には十分確認してください
・使用中に痛みや異常を感じたら中断して医者に相談してください
・ボールが破れることがあるので、その場合にはすぐに体を支えられるように十分注意してください
・食後すぐにエクササイズを始めると、消化不良などにつながりますので、一時間以上経過してから開始してください
・イスを使用する際には、すべり止めがついて安定したものを選び、服装も体を締め付けないものを着用してください
・商品に添付された説明書や注意書きをよく読んで、理解した上で使用してください

このほか、違和感があったり異常を感じたりした場合には、中断して専門医に相談するようにしてください。

「かっさ」は古来より中国に伝わる美容&健康用スグレグッズ

これまで100円健康グッズの〝三種の神器〟として**「健身棒」「骨盤ストレッチまくら」「フィットネスボール」**を紹介してきましたが、最近もうひとつ、古来より中国に伝わるスグレモノグッズが発売されました。

美容にも健康にも効果がある、使い勝手のよい**「かっさ」**というグッズです。

聞いたことがある人もいると思いますが、もともと中国の西太后《せいたいごう》(清の咸豊帝妃《かんぽうていひ》)が、顔のマッサージに〝かっさ〟を使っていたといわれているのです。

彼女は老いてもなお、美を追求し続けたといわれていますが、それほどかっさマッサージとは効果が大きく、中国の歴史のある療法なのです。

方法としては、中国伝承のかっさ板を使って、皮膚をこすって体液の流れをスムーズにし、体のめぐりを整えるというものです。

これがここ数年、美容に関心の高いセレブの間で密かなブームになっています。東京の青山や代官山などでは、かっさマッサージをメインにしたエステティックサロンも多いようです。

ここでは、そんなハイソな美容術をたった100円のグッズでマスターできるように、やさしく簡潔に紹介していきます。

「かっさ」で血液の毒素を押し出し、血行やリンパの流れをよくする

まず基本的な知識から学んでいきましょう。

もともとかっさマッサージは、東洋医学の「経絡《けいらく》」という「気」の流れの道に沿って行います。この「経絡」や「気」は鍼灸治療《しんきゅうちりょう》の基礎にもなっていて、中国四千年の実績によって効果が証明されています。

ツボは素人が正確な位置を探すのは難しいですが、「経絡」ならライン（線）上をなぞるわけですから、比較的手軽にできます。

かっさマッサージは、この「経絡」の流れをよくして、代謝を活発にさせて美容と

健康に役立てようとするものです。

実際には、「かっさ板」という道具を用いて、皮膚をこすり、毛細血管に加圧して血液の毒素を押し出し、血行やリンパの流れをよくします。

ここで紹介する**「かっさ」**は「かっさ板」として利用でき、顔や頭を中心に全身の部位を刺激できますが、皮膚を傷つけないために、オイルやクリームなどの滑剤《かつざい》を塗ってからマッサージを行うようにしてください。

また、一日十分程度を目安にして、マッサージ後は化粧水などでお肌を整えて、肌荒れなどに注意して、もし肌や体に痛みや異常を感じたら、すぐに中止して医師に相談してください。かっさマッサージの基本は、三つあります。

①**「ひろげる」**（A部分を使用）…まず体に溜まった毒素を流すために、リンパ節を開いてひろげて流れやすくする

②**「こすりほぐす」**（A部分を使用）…各部のコリをこすってほぐし、毒素を流れやすくする

●かっさの紹介と使い方

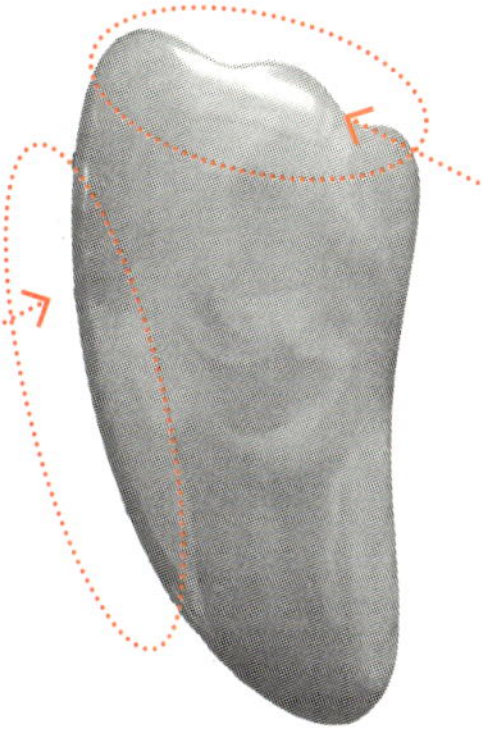
A部分…「ひろげる」「こすりほぐす」ときに使用
B部分…「さらう」ときに使用

③「さらう」（B部分を使用）…ほぐした部分から毒素をさらって流し、排出させる

①→②→③の順番で行いますが、それぞれかっさ板を使用する部分が違うので注意してください。

かっさマッサージの基本は「ひろげる」「こすりほぐす」「さらう」

かっさ板はもともと二つの部分を使い分けて、マッサージを行います。先端が波打っているAの部分となめらかな曲線を描いているBの部分です。

A部分は波を打っているので刺激を与えやすく、①「ひらく」と②「こすりほぐす」マッサージに適しています。B部分はなめらかな曲線になっているので、③「さらう」マッサージに向いています。具体的なマッサージの方法は次の通りです。

①「ひろげる」…Aの部分を使用して往復させながら三〜五センチずつ進めていく

②「こすりほぐす」…Aの部分を使用して、往復させながら三〜五センチずつ進め

ていく

③「さらう」…Bの部分を使用して、大きな動きでサーッとさらいながら進めていく

①「ひろげる」から②「こすりほぐす」を行い、③「さらう」ことで体の中に溜まった毒素を流し清めるデトックス効果があります。体の中で、かっさマッサージがいちばん身近な部分は顔なので、そこから具体的な要領を紹介していきます。

顔がかっさマッサージのいちばん身近な部分

かっさマッサージで顔のリンパと筋肉に働きかけて、きゅっと引き締まったラインを目指します。

まずデトックスポイントをひらくマッサージからです。

「かっさ」のA部分で、耳の付け根の前から付け根の下まで下げます。そして、あごの角から耳の下まで引き上げます。

「かっさ」のA部分で、鎖骨の上、体の中央から左右に二、三センチ

◉かっさマッサージの基本的動作

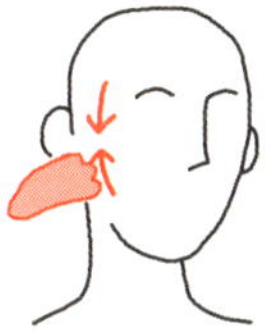

①かっさの先端で耳の付け根の前から下の付け根の前に下げて、あごの角から耳の下まで引き上げる

◉かっさマッサージ①

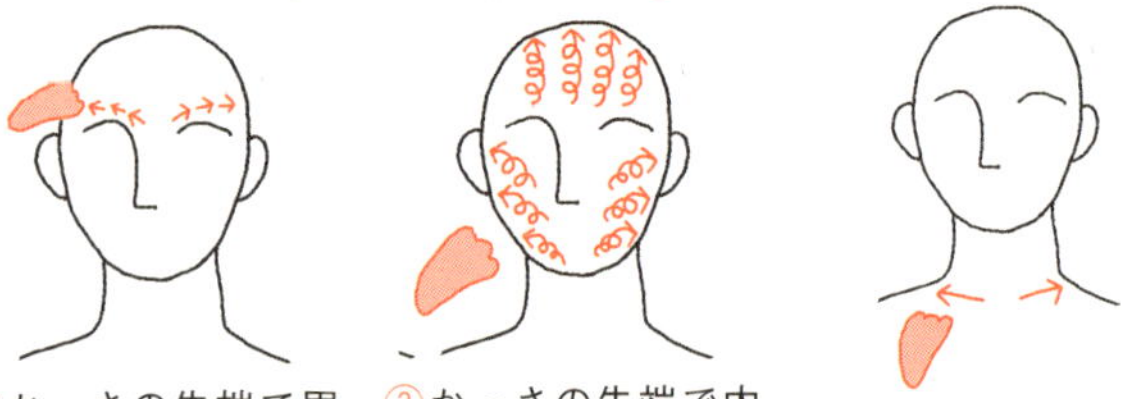

②かっさの先端で体の中央から鎖骨の上を外側に動かす

③かっさの先端で内側から外側へらせんを描くようにほぐす

④かっさの先端で眉を内側から外側へ小刻みにほぐす

のデトックスポイントまでマッサージします。

次はこすりほぐすマッサージで三つありますが、それぞれ「かっさ」のA部分で内側から外側にらせんを描くように行います。

小鼻の脇からこめかみまで、口角から耳の中央まで、あごの先から耳の下まで、らせんを描くようにして、左右のほおで行います。

額は、眉から髪の毛の生え際まで、らせんを描くようにして、額全体をマッサージします。

三つ目は眉を眉頭から眉尻まで小刻みに進んで、左右とも行います。

「かっさ」マッサージでリフティングや小顔など高い美容効果

ほぐしが済んだら、溜まったリンパをさらって流すためのマッサージです。

今度は「かっさ」のB部分を使用して、顔の中心から左右に向けて三つの流れを作ります。額の中央から耳の前に、ほおは小鼻の脇から耳の前に、あごの先から耳の前に向かって、左右両方で行います。

そうして耳の前に溜まった老廃物を、二通りの方法で下に排出します。耳の前からフェイスライン、首筋を通り鎖骨に向かって、左右両方で流します。

耳の上の付け根から、肩のラインに沿って肩の末端の骨に向かって、左右両方で流します。

これが、顔の基本的なかっさマッサージですが、行う前に顔用のクリームや乳液、オイルを塗って、滑剤として使用してください。

●かっさマッサージ②

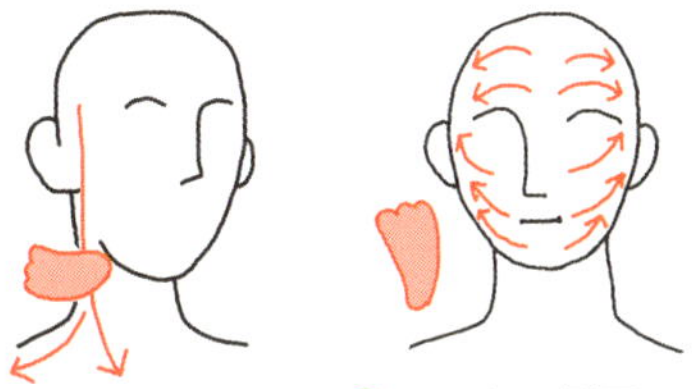

①かっさの側面で顔の中央から耳の前に向かって大きく流す

②かっさの側面で耳の前から鎖骨に向かって流して、さらに耳の付け根から肩に沿って、肩の骨の位置まで流す

顔の筋肉を丁寧にほぐしていくので、リフティングや小顔効果があり、ドライアイや疲れ目にも効き目があるようです。

全身の「気」「血」「水」のめぐりをよくするかっさマッサージ

次は全身に効果があるかっさマッサージで、これによって「気」や「血」、そして「水」の流れをよくします。これも顔と同様に「ひろげる」「こすりほぐす」「さらう」の三つのパターンで行います。

まず「ひろげる」ためのかっさマッサージからです。「かっさ」のA部分で鎖骨の下を、体の中央から鎖骨の末端まで、左右両方で流すようにします。

次はリンパ節のある太ももの付け根の下から中央まで、左右両方で行います。

最後は、ひざ裏の上から足首に向かって、左右両方で行います。

次は「こすりほぐす」マッサージです。「かっさ」のA部分で、ひじ

◉かっさマッサージ②

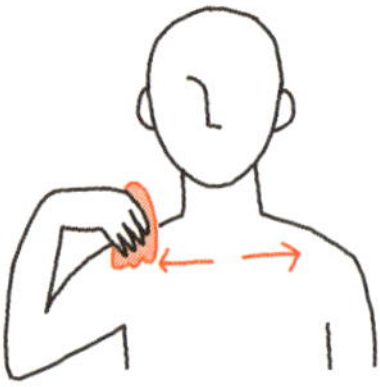

①かっさの先端で顔の下を中央から端に向かって開いていく

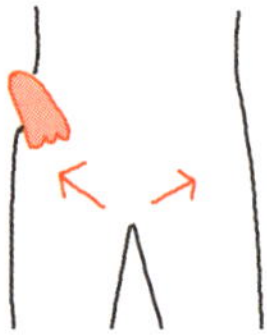

②かっさの先端で太ももの付け根から中心くらいまで開いていく

●かっさマッサージ③

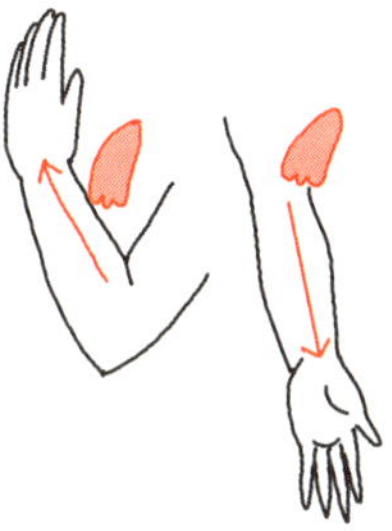

③かっさの先端でひじの内側から親指の付け根に向かって、またひじの外側から手の平までほぐしていく

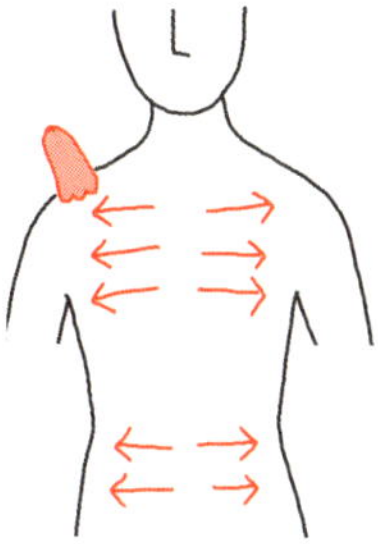

④かっさの先端で、鎖骨の下を中央から外側に向かって、バストの上ぐらいまでほぐしていく

の内側から手のひらに向けて、左右両方ほぐしていきます。腕の外側もひじから親指に向けて、左右両方ほぐしていきます。

上半身の体幹をさすりほぐすマッサージは、「かっさ」のA部分で鎖骨の下から外側に向かって、バストの上くらいまで続けます。

同様におへその上部から外側に向かって、さらに下腹部はおへそから下に向かってほぐしていきます。

ひざから下を真ん中の骨から外側と内側に分けてマッサージします。ひざの外側は、くるぶしの外側からひざに向かって上げていくようにほぐします。

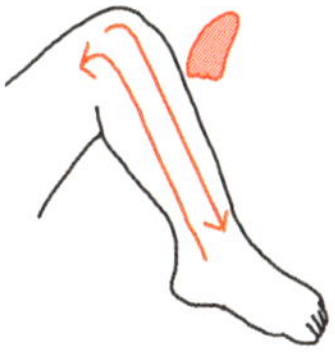

⑤かっさの先端で、ひざの外側はくるぶしからひざに向かって、内側はくるぶしに向かってほぐす

ひざの内側はくるぶしの内側に向かって下げるようにほぐします。

最後の「さらう」マッサージは、「かっさ」のB部分で手のひら側を手首から親指、人差し指、中指、薬指、小指という順番で指先に向かって、左右両方で流していきます。

頭のかっさマッサージによって血行がよくなり美肌効果がアップ

三番目の「かっさ」による基本マッサージは頭です。

頭は体全体の司令塔であり、美容や健康にも大きな役割を果たしています。顔や全身と同様に、三つのマッサージでデトックスを目指します。

まず耳の下から肩の先に向かって、「かっさ」のB部分でひろげるマッサージをします。肩の骨が出っ張っているところが終点です。

次にさすりほぐしのマッサージは、「かっさ」のA部分を使って、髪の毛の生え際から後頭部に向かってほぐしていき、左右両方で頭全体まで行います。

同様に髪の生え際から行ったマッサージのラインで、数センチ程度の幅でギザギザに動かして、ゆっくりとほぐしていきます。これも同じく左右両方で頭全体に行います。

最後はさらうマッサージで、「かっさ」のB部分で、ほぐしのマッサー

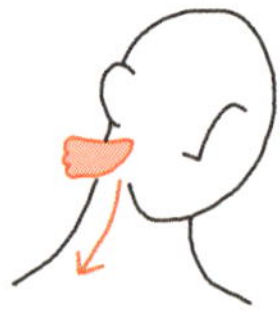

①かっさの側面で、耳の下から肩に向かって、開いていく

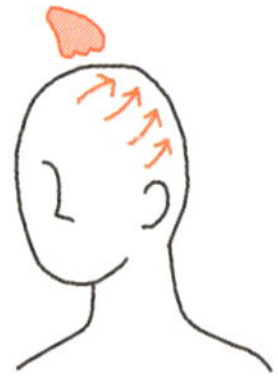

②かっさの先端で、髪の生え際から後頭部に向かって、ほぐしていく

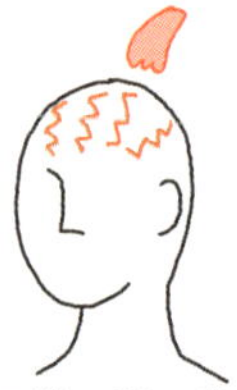

③同様に髪の生え際から後頭部に向かってギザギザに、ほぐしていく

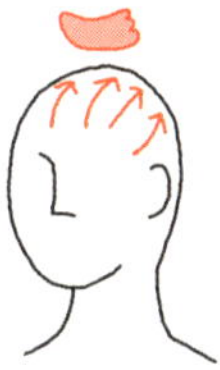

④同様にかっさの側面で髪の生え際から後頭部に向かって流していく

ジと同じラインで、スーッと一気にさらって流すように行います。
頭のかっさマッサージによって血行がよくなるので、美肌効果がアップします。

かっさマッサージをやってはいけない人は？

かっさマッサージは、基本的には老若男女を問わずいつでもできますが、赤ら顔の人や皮膚の弱い人には向いていません。

ここでは、避けたほうがよい場合を挙げておきますので覚えておいてください。

- 出血傾向にある人
- 皮膚が炎症を起こしている人
- 骨折している人
- 手術後二カ月経過していない人

・ガンの手術後の手術部分
・生理中の下腹部
・妊娠中かその可能性のある人
・白血病の人
・その他、商品に添付してある注意書きを守ってください

また、かっさマッサージの後は、毛穴が開いている状態ですので、冷たい外気に当たったり、すぐに入浴したりすると、体調を崩す原因になりますので十分注意してください。

かっさマッサージは「かっさ」と顔用クリームなどの滑剤だけで、副作用もなくリフレッシュ効果があり、美容と健康を手に入れられるのですから、是非試していただきたいのです。

第4章◉コリやゆがみ、痛みはこうすれば9割改善できる！

首こりは「ネックすっきり」「はりやまボール」「健身棒」でたちまち改善

●風池のツボの位置図

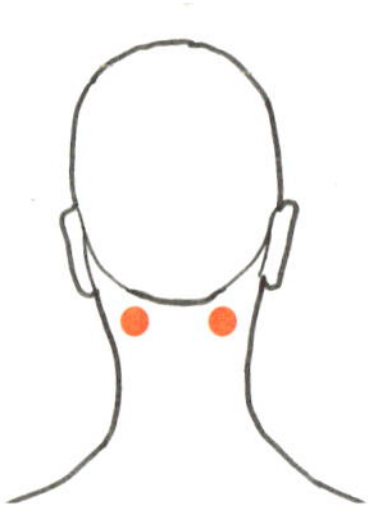

「風池」は髪の毛の生え際のくぼみから指2本分外側にあり、そこを「ネックすっきり」でもみほぐす

首こりで悩まされる人が、最近急増しています。長時間パソコン作業に従事していると、頭が下がりあごが前に出る姿勢を続けることが原因で、現代病だといえるでしょう。頭の重さは五キロ以上あるので、直接首の筋肉や首の後ろの頸椎《けいつい》に負担がかかり、緊張してコリやゆがみが発症します。

首の後ろには、椎骨動脈《ついこつどうみゃく》という太い血管があり、脳に血液を供給していますが、首がこると血管を圧迫して、脳や頭、顔面への血行が悪くなります。そうすると、首に鈍《にぶ》い痛みやだるさを感じたり、頭痛が起きたりする原因になります。さらに悪化すると、頸椎がゆがんでイライラやドキドキ、めまいや冷え性、生理痛などの自律神経失調症状も引き起こします。

首こりを改善するためには、首の筋肉の緊張や疲労を取って血液の循

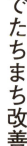

●ネックすっきりで首こりを改善

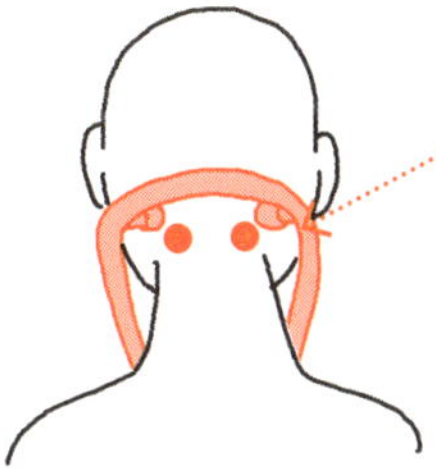

環をよくすることが大切ですが、後頭部の「**風池**《ふうち》」というツボの周辺を刺激します。

「**ネックすっきり**」や「**首もみグリップ**」（**キャンドウ製**）は名前の通り、首こり解消のためのグッズで、後頭部の髪の毛の生え際から首筋にかけて押したりもんだりして、筋肉の緊張をほぐすことで血行を促進します。

コリのあるところに突起部分をあてて、首を反らせるようにしても、同じ効果があります。

また「**はりやまボール**」をこった部分にあてて、軽くたたくように刺激しても効果がありますし、「**健身棒**《けんしんぼう》」や「**コリほぐしスティック**」（**キャンドウ製**）を使ってツボの周辺を押しても、ほぐし効果と血行促進効果が得られます。

肩こりもパソコンやスマホの画面ののぞきすぎが原因

肩こりの場合も、首こりと同様に長時間のデスクワークや姿勢の悪さが原因で起こります。パソコンやスマホの画面をのぞき込んでいると、頭の重みで首の付け根の付近の筋肉（後頭筋《こうとうきん》・頭板状筋《とうばんじょうきん》など）が引っ張られて緊張して、肩の筋肉（肩甲挙筋《けんこうきょきん》）も連鎖して凝り固まることで血行不良に陥ります。そうすると、老廃物が溜まり疲労が蓄積して、ひどい肩こりに悩まされることになります。

まず**「ネックすっきり」**や**「首もみグリップ」**で首の付け根の筋肉をもみほぐし、さらに**「はりやまボール」**で肩の筋肉を軽くたたきながら、緊張を取っていきます。

そして、**「健身棒」**や**「コリほぐしスティック」**で、首の付け根で肩の筋肉が盛り上がったところにある**「肩井《けんせい》」**というツボを押さえると、血流がよくなり、乳酸などの疲労物質が流されて疲れが軽くなります。

同時に栄養分に富んだ新鮮な血液が供給されるので、肩こりも改善されていきます。

もうひとつ、肩こりは腕からの影響も大きいので、腕をもみながらほぐすのも効果的です。

「健身棒」や**「ツボ押し君」（レモンなどで販売）**の太い部分で、腕の全

◉肩井のツボの位置図

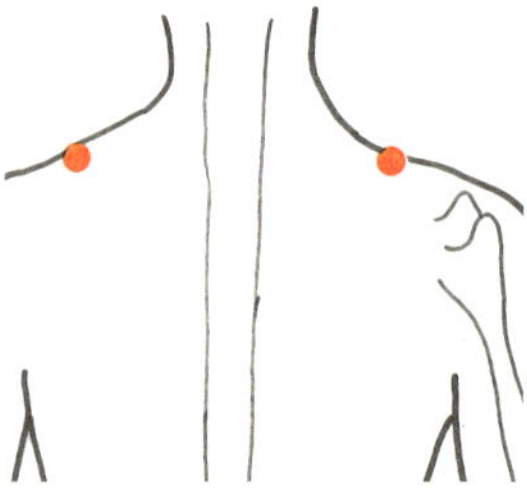

「肩井」は首の付け根の筋肉が盛り上がったところにあり、そこを「健身棒」でもみほぐす

体をさすったり軽く押したりしながら、筋肉をほぐすと肩こりが軽くなります。

首こりや肩こりが心臓疾患や自律神経の異常などの危険信号の場合もある

首こりや肩こりを軽く考えている人がいますが、実は心臓疾患や自律神経の異常、うつ症状などの危険信号の場合もありますから、十分注意してください。

体の司令塔である頭に近い部分は、それだけ重要視しなければなりません。自覚症状があれば放っておくのではなく、精密検査を受けることも大切です。

首や肩のツボを正確に把握することは難しいですが、あぜ穴や反射区への刺激を重点的に行えば、首こりや肩こりは改善されます。

また、腕に**「スラリキュット着圧《ちゃくあつ》バンド（二の腕タイプ）」**を着けて作業をしていると、血液やリンパの流れが活発になり、首こりや肩こりの防止にもなります。

なるべく多くの100円健康グッズの機能で相乗効果を図れば、事務やパソコン作業などでの疲労感が少なくなり、快適なオフィスワークになります。

自分で100円健康グッズのいろいろな組み合わせを考えて、試してみることで、自分の体調に適した改善法や治療術を見つけてみてください。

腰痛治療には「ストロングローラー」「健身棒」で血液とリンパの促進を図る

次は腰痛の治し方です。腰痛は国民病ともいわれていて、多くの人が悩まされている症状ですが、なかなか完治することは難しいといわれています。

そこで紹介するのが、100円健康グッズを使用した改善法です。

腰痛には大きく二つの原因が考えられます。

ひとつは腰の筋肉が緊張によって硬くなって痛みを発症するものと、もうひとつは骨格のゆがみが原因で痛みが起きるものです。例えば、悪い姿勢でいると骨格がゆがみ、そこから出ている神経や血管を圧迫して痛みを発生させてしまいます。

具体的にはおへその左右に位置する大腰筋《だいようきん》と骨盤の上から恥骨《ちこつ》にかけて位置する腸《ちょう》骨筋《こつきん》が緊張するのですが、これをほぐしてやるのが重要です。

両方とも体の深部にある筋肉なので、「ストロングローラー」や「アニマルコロコロ（キャンドウ製）」を筋肉にあてて少し強めに転がしながらほぐしてやったり、「健身棒」や「コリほぐしスティック」で押したりさすったりすると効果的です。

血液やリンパの流れもよくなり、筋肉の緊張が解放されます。

「フィットネスボール」で筋肉の緊張を取り、全身をほぐす

また「フィットネスボール」で、筋肉の緊張を取り、全身をほぐすことも効果的です。このエクササイズは第三章で「フィットネスボール」を使用したリラクエクササイズ（P82参照）で説明してありますので、ここではイスに座ってできるほぐしのエクササイズを紹介しておきましょう。

長時間の事務作業などで体がコチコチになってしまう人も、これなら仕事場でも作業をしながら気楽にできます。

●フィットネスボールによるほぐしのエクサ①

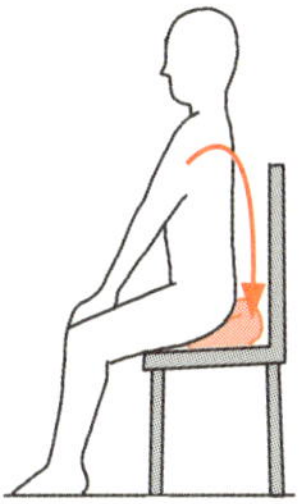

「フィットネスボール」をイスに乗せて、その上に座る

◉フィットネスボールによるほぐしのエクサ②

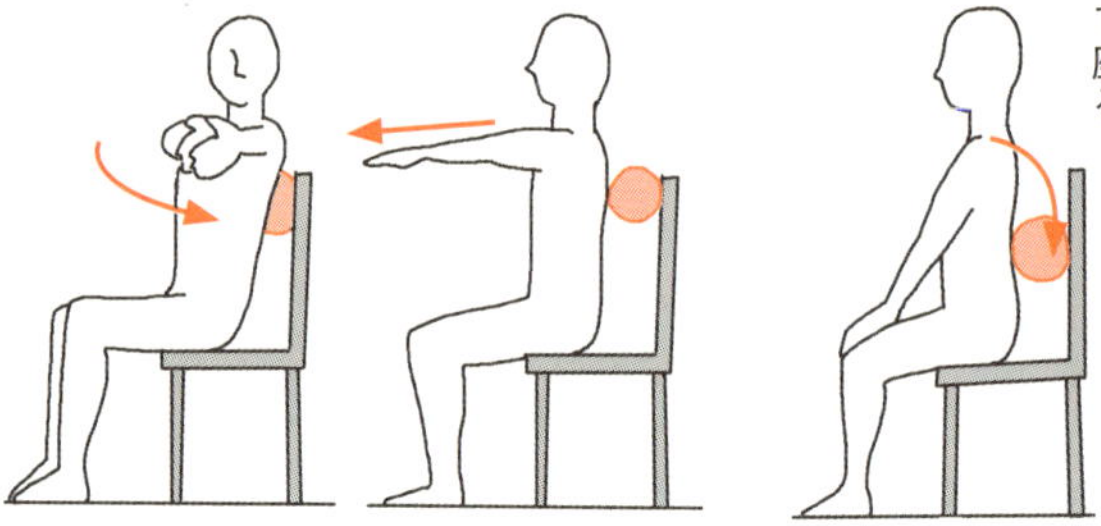

「フィットネスボール」をイスと背中の間にはさんで座る

手のひらを合わせて真っ直ぐに前方に出して、そのまま左右にひねる

基本的な姿勢は、毎日座るイスにフィットネスボールを乗せてその上に座るか、あるいはイスと背中の間にフィットネスボールをはさんで座るというものです。自然に骨盤や背骨が起きて、背筋が伸びるので、正しく安定した姿勢を保てる筋肉を鍛えることができます。さらに脚を組む癖も防げるので、コリやゆがみの防止にもつながります。

フィットネスボールがコロコロして安定させるのが難しければ、空気の入れ具合を調整して少し緩めで始めるのもよいでしょう。慣れてきたら、ボールの硬さを交代して行っても効果的です。

仕事の休憩時間には、さらに負荷の高いエクサをすると筋力もアップします。座ったままで、両手を真っ直ぐに前方に出して、手のひらを合わせて、そのまま左右に各二十回程度、上半身をひねります。ねこ背や背中が丸まるのを防止して、上半身が真っ直ぐになります。

また、少し空気の抜けたフィットネスボールを足の指でつかんで、ひざを胸に引き寄せる動作を行うことで、足底筋《そくていきん》や腸腰筋《ちょうようきん》が鍛えられて足裏の機能回復や骨盤のゆがみの矯正に役立ちます。

「フィットネスボール」で腰と背中のコリを集中的にほぐす

●フィットネスボールによるほぐしのエクサ③

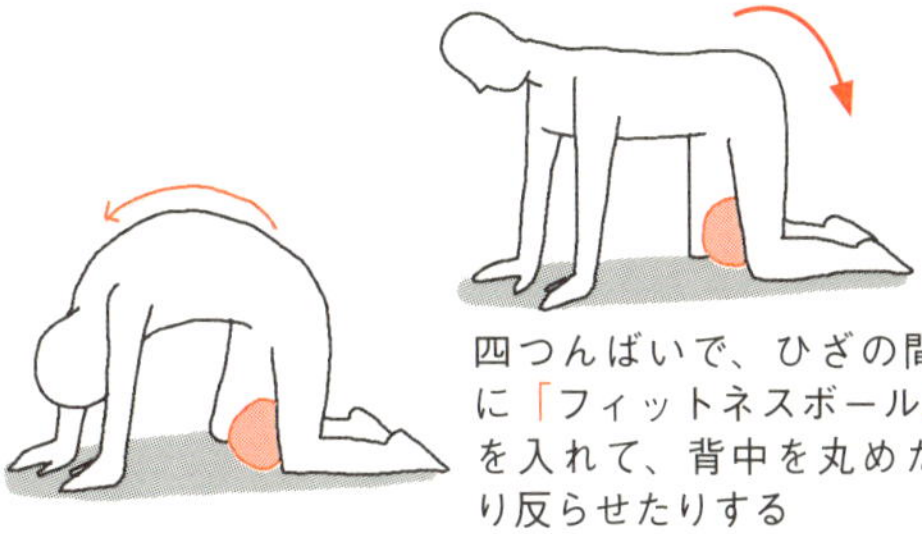

四つんばいで、ひざの間に「フィットネスボール」を入れて、背中を丸めたり反らせたりする

ここでもう少し難易度の高いストレッチ運動を紹介しておきます。

ひざを曲げて四つんばいになり、ひざの間に「フィットネスボール」を入れて、息を吸って吐きながら、背中を丸めたり反らせたりします。

その際、背中を長く伸ばすようなイメージで行ってください。背中の筋肉をほぐして鍛える効果があり、姿勢もよくなります。

もうひとつは、同じように四つんばいになり、両ひざの下に「フィットネスボール」を入れて、ひざを胸に引き寄せるようにしながら、「フィットネスボール」を前方に転がします。胸とひざをできるだけ近づけて、体を縮めて丸めます。

今度は、ひざを後に押すようにして、「フィットネスボール」を後方に転がして四つんばいの姿勢に戻り、さらにひざを後ろに伸ばしながら全身を伸ばして、最後は元の四つんばいに戻ります。

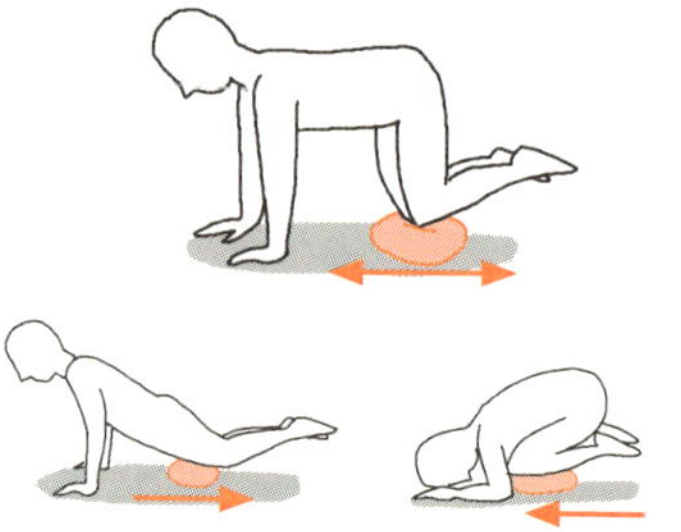

四つんばいで、ひざの間に「フィットネスボール」を入れて、ひざを前後に動かすようにして体を伸縮させる

慣れないとグラグラしてバランスが取りにくいですが、そのときはつま先を床に付けたまま行ってもよいです。「フィットネスボール」を前後に動かすことで、股関節を大きく動かし腰も伸びるので、筋肉の緊張がほぐれ、骨盤や股関節《こかんせつ》のゆがみも矯正されます。

ひざの痛みには「エクササイズストレッチャー」や「フィットネスボール」が有効

ひざの痛みについては二つの原因があります。

ひとつはひざを使いすぎて、骨がすり減ってしまい、神経を刺激して起こるものです。重い荷物を持ったり、立ち仕事を長時間続けたり、激しい運動をしすぎたり、ひざを酷使することで、より関節に負担がかかり、ひざの軟骨《なんこつ》が損傷し、骨も変形して、関節に痛みが走ります。

場合によっては、関節に水が溜まって腫《は》れてくることもあります。

また痛みの発症や悪化要因は、肥満やO脚なども関係があると言われています。

もうひとつは、ひざの周囲の筋肉の弱体化で起きるといわれています。

●エクササイズストレッチャーでひざをほぐす

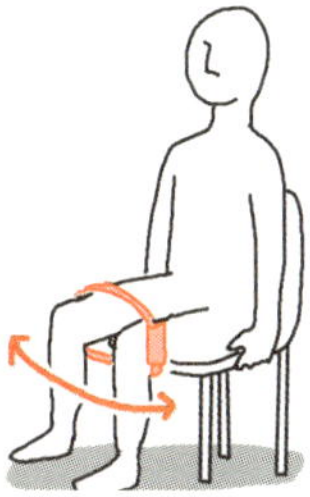

「エクササイズストレッチャー」を両ひざにかけて、股を閉じたり開いたりする

ほとんど動いたり歩いたりしないでひざを動かす機会がなかったり、デスクワークで長時間同じ座り姿勢を続けたりすると、ひざや周りの筋肉が凝り固まり痛みが起こります。

いずれの場合も痛みの改善には、まずひざの筋肉（靭帯《じんたい》）をほぐすことから始めます。

「**フィットネスボール**」をひざの下にはさんで、前後に動かすようにして筋肉をほぐし、すり減って接触している関節を広げるようにします。

またイスに座って「**エクササイズストレッチャー**」や「**ストレッチャー**」

（8の字タイプ・キャンドウ製）を両ひざにかけて、股《また》を閉じたり開いたりすると、股関節が整って筋肉の緊張がほぐれます。

この運動は、ひざの骨がすり減って両ひざが開いてしまったO脚の矯正にも効果的です。

「ストロングローラー」「健身棒」で腎機能も刺激しておく

ここで注意してほしいのは、ひざの筋肉だけをほぐしても痛みは取れない場合があるので、太ももの筋肉をさすったりマッサージしたりすることも大切です。

太ももの外側や内側を「ストロングローラー」や「アニマルコロコロ」、「アーチ型ローラー」（キャンドウ製）でマッサージしたり、「健身棒」などで軽く押したりさすったりします。また、ひざの痛みは循環器系の臓器と関係が深く、腎臓の機能低下で起きることがあります。

腎機能が弱くなると、足腰やひざが悪くなり、転びやすくなったりしま

●ストロングローラーで腎機能回復

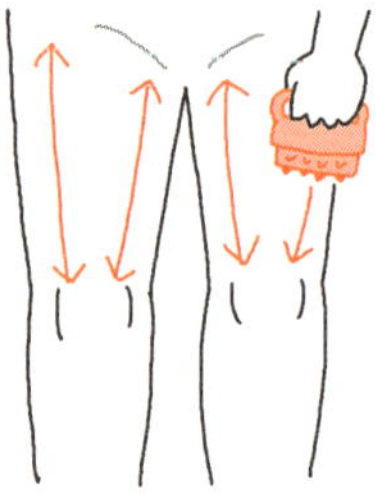

太ももの外側や内側を「ストロングローラー」でマッサージする

す。もし自覚症状があるようなら、医療機関に相談してみてください。

腎機能をアップさせるには、反射区をマッサージすることも効果があります。腰のウエストの凹み辺りの腎臓の反射区（P19参照）を「ストロングローラー」や「アーチ型ローラー」でマッサージしたり、「健身棒」や「ツボ押し君」で軽く押したりさすったりします。筋肉の緊張をほぐすだけでなく、腎臓も刺激すると腎機能が高まります。

ねこ背は骨格のゆがみを取り、筋力をつければ治る

背中が丸まったねこ背の人をよく見かけます。男女を問わず多くの人、特に若者に目立ちます。

スマホやゲームで下を向いて、画面に熱中していると、頭の重さであごが前に出て背中が丸まり、ねこ背になってしまいます。

オフィスでもデスクワークやパソコン作業で同じような前屈みの姿勢をしていると、背骨が曲がり、この体勢が自然だと体が覚え込んでしまい、習性になってしまいます。

そうして凝り固まっていくことでねこ背の原因になります。

◉骨盤ストレッチまくらで骨格をほぐす

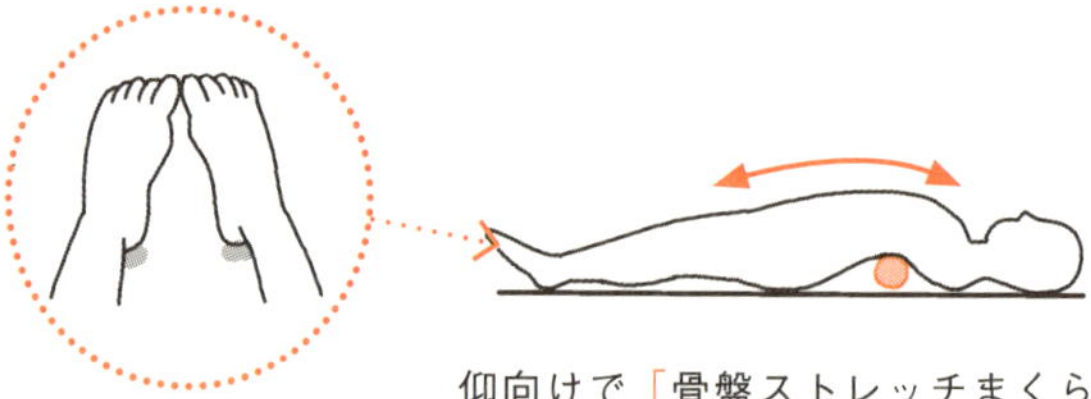

足先の親指をつけるようにする

仰向けで「骨盤ストレッチまくら」を腰にあてて寝るようにして、おへその真下に枕が位置するようにする

ねこ背を治すには、次の四つを実践することが大切です。

①骨格のゆがみを取る
②筋力をつける
③姿勢を正すことを意識する
④十分な睡眠を取る

①の骨格のゆがみを取るには、体の中心である背骨と骨盤を矯正しなければなりません。それには名前の通り**「骨盤《こつばん》ストレッチまくら」**が威力を発揮します。

「骨盤ストレッチまくら」を腰にあてて、そのまま仰向けに寝るようにします。

その際、おへその真下に**「骨盤ストレッチまくら」**が位置するようにして、足先の親指をつけるようにすると、骨盤が締まってゆがみが取れ、曲がった背骨も矯正されます。

「エクササイズストレッチャー」と「フィットネスボール」で腸腰筋を鍛える

また腸腰筋を鍛えることも重要です。イスに座って「**エクササイズストレッチャー**」や「**ストレッチャー**」（**8の字タイプ**）を片方の足先にかけて、もう一方を別の足のひざにかけます。そうして、ひざを上げたり戻したりする動作を左右交互に繰り返すと腸腰筋が鍛えられます。床に座って「**フィットネスボール**」をひざの間にはさみ、足を浮かせてひざを前に引き寄せて戻す動作を繰り返しても効果的です。

仰向けになり「**骨盤ストレッチまくら**」をおへその下の位置に入れて、片方の足を床からゆっくり十センチほど浮かせて五秒間キープして降ろします。この動作を左右交互に行います。

腸腰筋と同時に背骨を鍛えることも必要です。

◉骨盤ストレッチまくらで腸腰筋を鍛える

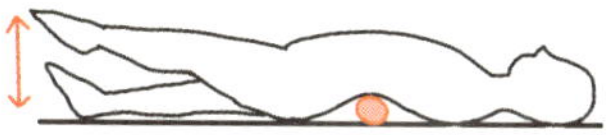

仰向けで「骨盤ストレッチまくら」をおへその下に入れて、片方の足を床からゆっくり浮かせてキープして降ろす

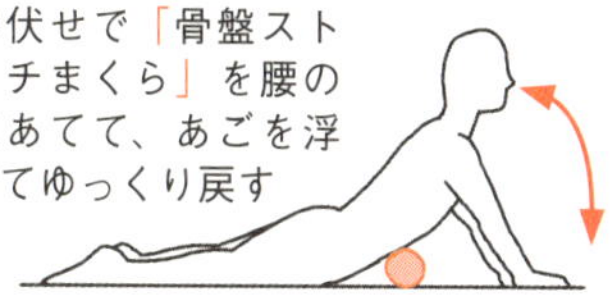

うつ伏せで「骨盤ストレッチまくら」を腰の下にあてて、あごを浮かせてゆっくり戻す

それにはうつ伏せになって「骨盤ストレッチまくら」を腰の下にあてて、あごを浮かせながら五秒間キープしてゆっくり戻します。これを十回一セットで三セット行います。あるいは、うつ伏せになって胃の下の位置に「骨盤ストレッチまくら」をあてて、ゆっくりを手で支えながら上体を起こし、五秒間キープして戻す動作も有効ですので、どちらかやりやすい方を選んでください。

「骨盤ストレッチまくら」で骨盤の位置を矯正して背骨のゆがみも取る

次は姿勢を正すストレッチです。

まず仰向けになり「骨盤ストレッチまくら」を骨盤の下にくるようにあてて、足先を肩幅に広げて開き、つま先は自然のままにします。

次に両腕を万歳の形にして、手のひらを床に付けて五分間キープします。

骨盤の位置を矯正することで、背骨のゆがみも治ります。

◉骨盤ストレッチまくらで姿勢矯正

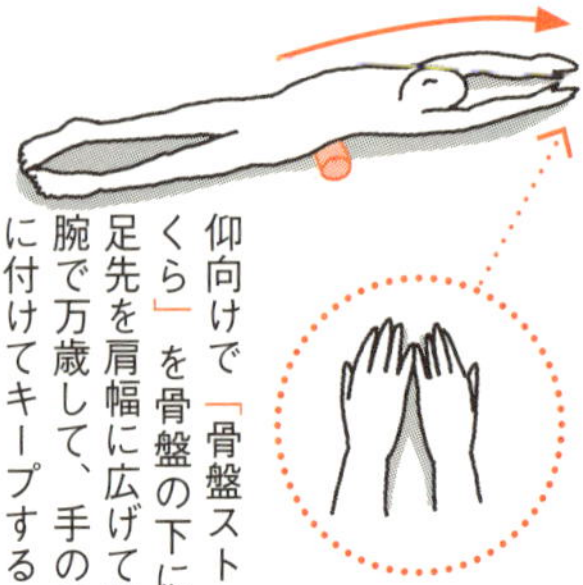

仰向けで「骨盤ストレッチまくら」を骨盤の下にあてて、足先を肩幅に広げて開き、両腕で万歳して、手のひらを床に付けてキープする

同じ動作を**「骨盤ストレッチまくら」**の位置をずらせて行います。**「骨盤ストレッチまくら」**をおへその下にあてると、背骨のS字カーブを整えてくれます。

また肩甲骨の下にあてると、肩甲骨と背骨の位置が正されます。肩甲骨の下のラインがそろうように確認してください。

これらのストレッチの後で起き上がるとき、腰を痛めることがあるので、一度横を向いてから上体を両腕で支えてから、ゆっくり起き上がります。

「フィットネスボール」で背筋を鍛えてねこ背を改善

ねこ背の矯正には**「フィットネスボール」**も威力を発揮します。

ここでは二つのエクササイズを紹介しておきましょう。まず背筋や腹筋、背骨のバランスを整えるものです。

床に両手をついて片方のひざの下にボールを入れて、つま先は床に付けます。もう片方の足は真っ直ぐ伸ばして床に付けて、体のバランスを保ちながら、伸ばしたほうの足をゆっくり上げていきま

●フィットネスボールでねこ背矯正

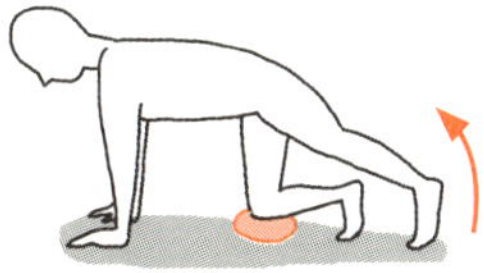

床に両手をついて片方のひざの下に「フィットボール」を入れて、つま先は床に付け、もう片方の足は真っ直ぐ伸ばして床に付けて、伸ばした方の足をゆっくり上げていく

◉フィットネスボールでねこ背矯正

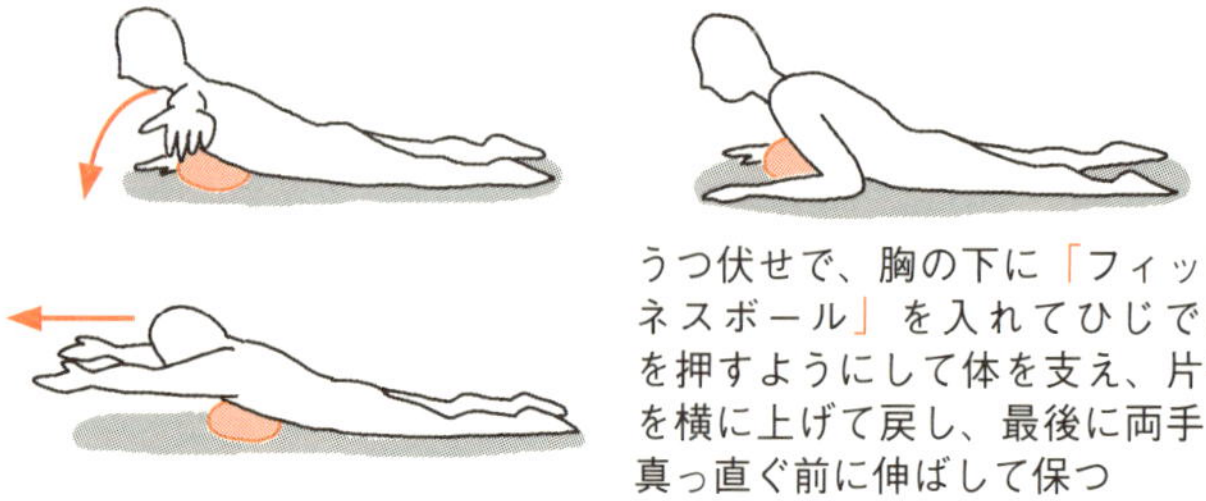

うつ伏せで、胸の下に「フィットネスボール」を入れてひじで床を押すようにして体を支え、片手を横に上げて戻し、最後に両手を真っ直ぐ前に伸ばして保つ

す。そのままの姿勢で三〜五秒保って下ろします。そして、上げたほうの足を上下に動かします。この動作を交互に行います。

最初はバランスが難しいので、ゆっくりと少しずつチャレンジしていってください。

二つめのエクササイズは、背筋を鍛える動作です。

うつ伏せになり、胸の下にボールを入れてひじで床を押すようにして体を支えます。

お尻と太ももに力を入れながら、片手を横に上げて三〜五秒保ったら戻し、反対の手も同じように行います。

最後に両手を一緒に真っ直ぐ前に伸ばして、三〜五秒保ちます。このときお腹を締めることを意識します。

このエクササイズで、背筋が鍛えられて姿勢がよくなり、同時に腰痛の予防にもなります。

O脚は太ももとお尻の筋肉を鍛えれば改善できる

この章の最後はO脚の改善です。O脚も体の姿勢や座り方、歩き方に影響されて起こることが多いのです。

例えば、あごが前に出たり、肩が丸まったりしたねこ背のような姿勢になると、前に倒れやすくなるので、バランスを取って体の重心が後ろに移りますが、そうすると、骨盤が後ろに傾きます。

同時に股関節が開くので、バランスを取るためにひざが内側に向いて、O脚になってしまいます。

また長時間脚を組んだ姿勢を取っていると、太ももの外側の筋肉が引っ張られて、同時に大腿骨も引っ張られて骨盤もゆがんでしまい、O脚の原因になります。

O脚を改善するには、お尻の周りの筋肉を鍛えて、太ももとお尻の筋肉を正しいバランスに戻すことが大切です。

O脚は「エクササイズストレッチャー」と「骨盤ストレッチまくら」で簡単によくなる

●エクササイズストレッチャーでお尻の筋肉を鍛える

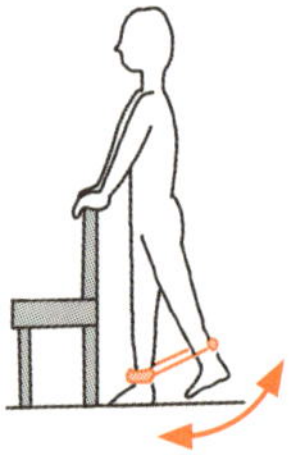

両足首に「エクササイズストレッチャー」をかけて、イスの背につかまって、片足を伸ばしながら後ろに上げる

お尻の筋肉を鍛えるには、まず「エクササイズストレッチャー」や「ストレッチャー」（8の字タイプ）を使います。

両足首に「エクササイズストレッチャー」か「ストレッチャー」（8の字タイプ）をかけて、イスの背につかまって、真っ直ぐに立ちます。片足を伸ばしながら後ろに上げるようにします。

これを左右の足で繰り返します。

体が前後左右に傾かないように、真っ直ぐ後ろに足を上げながら、お尻の筋肉を意識することが大切です。

次は太ももの内側の筋肉を鍛える運動です。

真っ直ぐに立って、肩幅くらいに足を開いて、ひざの間に「骨盤スト

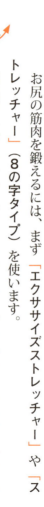

レッチまくら」をはさみます。

枕を落とさないように、ひざの内側に力を入れて、ギューッと締め付けるようにします。

「**フィットネスボール**」でもできるので、やりやすいほうで行ってください。

●環跳と承扶のツボの位置

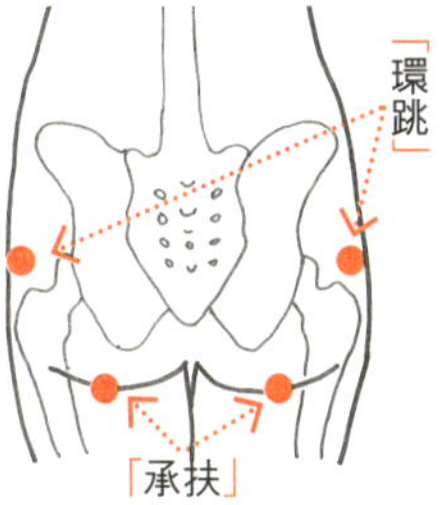

「環跳」は左右の股関節のところに、「承扶」はお尻のお肉の下で太ももとの境目にあり、そこを「健身棒」などでもみほぐす

また、左右の股関節のところにある「**環跳**《かんちょう》」と、お尻のお肉の下で太ももとの境目にある「**承扶**《しょうふ》」というツボを刺激することで、足の疲労や痛みが取れて、O脚の改善につながります。

「**健身棒**」や「**コリほぐしスティック**」、「**ストロングローラー**」、「**アーチ型ローラー**」、「**ヒップローラー**」（**キャンドウ製**）などで、ツボの周辺をマッサージするだけでも効果があります。

O脚は治らないとあきらめている人が多いですが、100円健康グッズでも意外と簡単に改善できるので、是非試してみてください。

●第４章で取り上げたすべてのツボの位置図

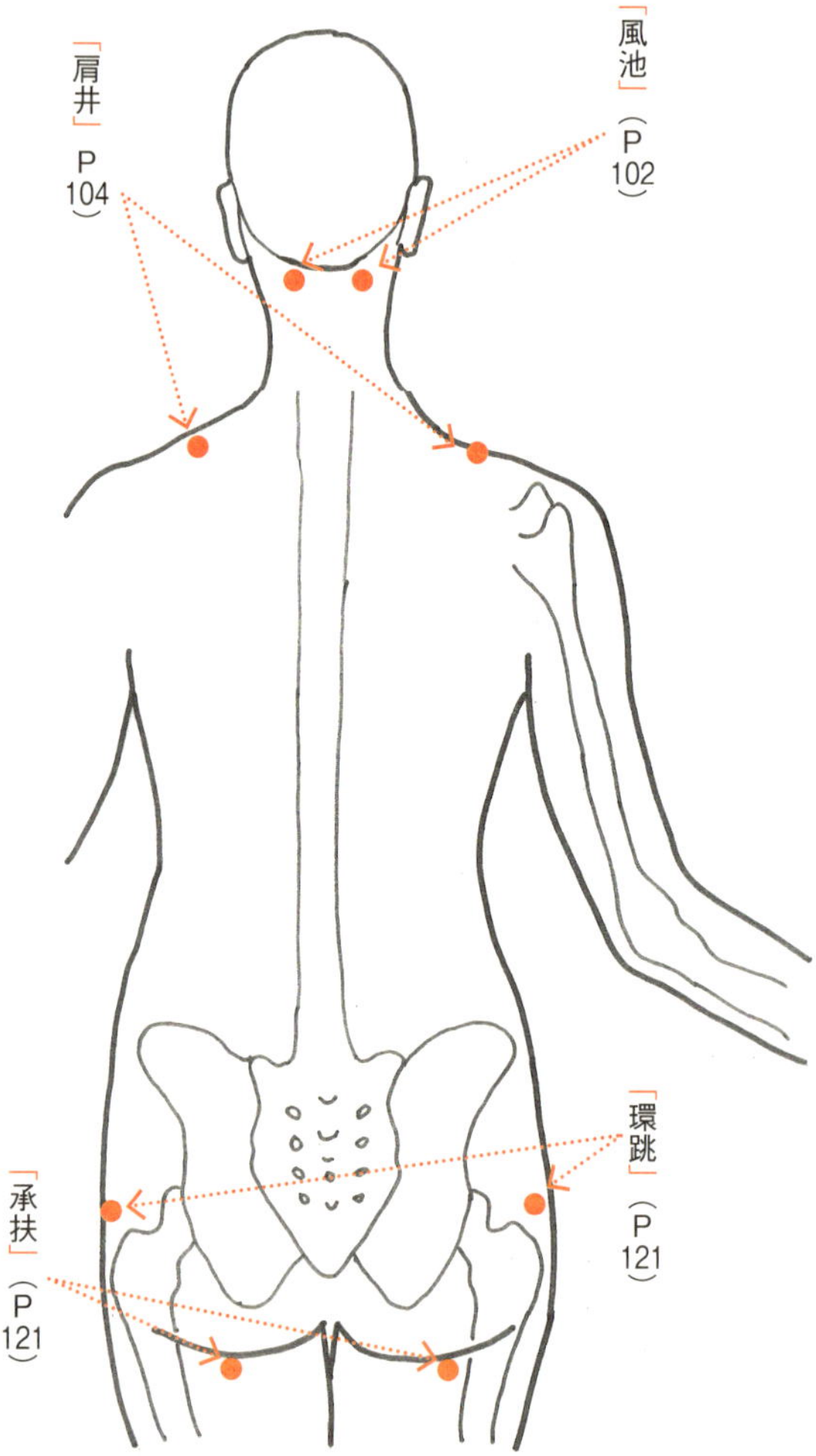

第5章◎体の不調はこうすれば9割回復できる！

原因不明の体の不調や慢性痛に悩まされるのは体の硬い人

何となく体の具合が悪い、原因不明の痛みがなかなか治らない、どうも疲れやすくて疲労感が取れないなど、明らかな病気ではないけれど、体の不調や慢性痛で悩まされている人がとても多いです。

頭痛やめまい、疲れ目、冷え性、生理痛や生理不順、便秘や下痢、頻尿《ひんにょう》や尿漏れ、肌荒れなど、病院に行っても直接の原因がわからず、自律神経失調症状《じりつしんけいしっちょうしょうじょう》と判断されて、投薬などその場しのぎの対症療法で済まされている場合がほとんどです。

これでは、完治するどころかますます悪化する可能性もあるので注意していただきたいのですが、まずそれを防ぐためにも心がけたいのは体の硬さをほぐすことです。

第一章でも述べましたが、現代人は体の硬さが万病の元になっているといっても過言ではありません。

体が硬いというと、加齢や運動不足などが原因だと想像しやすいですが、実はそれ以上に深刻なのは私たちの姿勢の悪さです。

前述したように、スマホやパソコンを使用するようになって、前屈みになって下を向き、あごを突き出して肩が丸まってねこ背状態の〝筋骨《きんこつ》コチコチ体《たい》〟になっています。その状態のままで長時間過ごしていると、どうしても体全体が凝り固まって、骨格がゆがんで筋肉が硬い〝筋骨コチコチ体〟になり、前述の症状が起きてくるのです。

体は動かさないと機能が退化してますます動けなくなる

体が硬いと、日常生活においてスムーズに動けずに、つまずいたり転んだりする危険も高くなって、ぎっくり腰や肉離れなど突然のけがにも悩まされることになります。

さらに姿勢が悪くなることで、全身のバランスが崩れて、血液やリンパの流れも悪くなり疲労も蓄積されて、体の不調の原因になるのです。

姿勢が悪い上に運動不足になると、ますます体が硬くなり、筋肉が凝り固まって体の柔軟性も失われます。

そうなると関節の可動域も狭まるので、体全体にコリやゆがみが発生しても修正する機能が低下して、ガチガチでコチコチの体〝筋骨コチコチ体〟になってしまいます。

人間の体は動かさないと、そのままの状態で機能が退化して、ますます動かすことができなくなります。

このような悪循環に陥らないためにも、常に体を柔軟にしておく必要があるのです。

それには、ツボや反射区ゾーンに刺激を与えたりもんだりマッサージをしたり、筋肉や関節をストレッチで柔らかくしたりするのが一番有効なのです。

頭痛やめまいには三つのツボと反射区を刺激する

そんな運動には「100円健康グッズ」が大きな効果をもたらしてくれます。

本章では「100円健康グッズ」による体の不調などの改善方法を紹介していきます。

まず、ビジネスマンやOLなど、仕事でストレスが溜まりやすい人に起こる「頭痛・めまい」についてです。

長時間の作業などで首や肩がこると、背中全体がこわばり、後頭部の筋肉が硬くなり、脳への血流も悪くなります。

さらに、天候や気圧の変化で血管が急に拡張して、滞っていた血液が急に流れ出すと、周囲の神経を刺激して痛みが発生します。

その際、平衡感覚を保つ機能を有する三半規管に血液が流れなくなると、めまいが起きます。

こんなときには、首周りの血流をよくするために、**「健身棒《けんしんぼう》」**や**「ツボ押し君」（レモンなどで販売）**、**「コリほぐしスティック」（キャンドウ製）**で後頭部の髪の毛の生え際にある**「天柱《てんちゅう》」「風池《ふうち》」「完骨《かんこつ》」**などのツボを刺激します。

◉天柱と風池、完骨のツボの位置

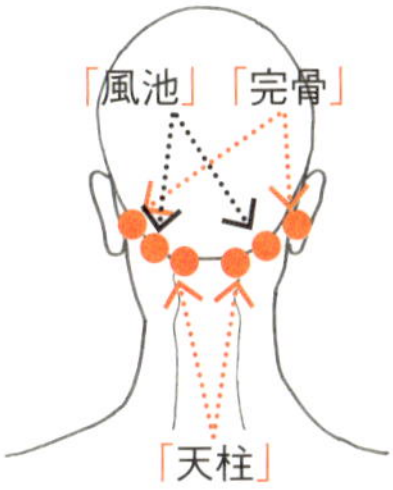

「天柱」は髪の毛の生え際の外側に、「風池」はそこから頭蓋骨に沿った外側に、「完骨」は耳の後ろの出っ張りのすぐ下にあり、そこを「健身棒」でもみほぐす

それぞれよく似た位置にありますので、指で確認しながら注意して探してください。指でツボを探し出したら、**「健身棒」**や**「ツボ押し君」**の細い部分でゆっくりと押さえるようにします。

三つのツボは首や肩のコリや脳の疲れなどにも効果があるので、ツボを押さえながら、首を前後左右に動かすようにすれば、コリや疲れも改善します。

また側頭部や後頭部にも、頭痛に効く反射区（P19参照）があり、そこを**「頭皮《とうひ》オシタコ君《くん》」**や**「健身棒」**などでトントンと軽くたたいて刺激しながら、マッサージするのも効果的で、三分ほど行っていると痛みが和らいできます。

ここで注意してほしいのは、頭痛やめまいは深刻な病気の前兆の可能性もあるので、痛みがひどいときには専門医の診断を受けることです。

疲れ目やかすみ目、ドライアイには「健身棒」でツボをマッサージ

昼間はオフィスでパソコン作業、通勤途中では携帯やスマホでゲームに集中し、そして帰宅後は寝るまでテレビを鑑賞するといった生活は、目にかなりの負担を強いています。

そんな生活を続けていると、仮性近視になったり、視界がかすんだり、ドライアイになったり、目に関するトラブルが起きます。

眼神経が休まらなくなり疲労物質も溜まって、首こりや肩こり、頭痛だけでなく、不眠症になったりします。そんなときにはツボや反射区を刺激して、血行を良くして疲労物質を取り除く必要があります。

両眉毛の真ん中にある「魚腰《ぎょよう》」やこめかみにある「太陽《たいよう》」を「健身棒」や「ツ

●魚腰と太陽のツボの位置と健身棒やキラキラクリアローラーツインの使い方

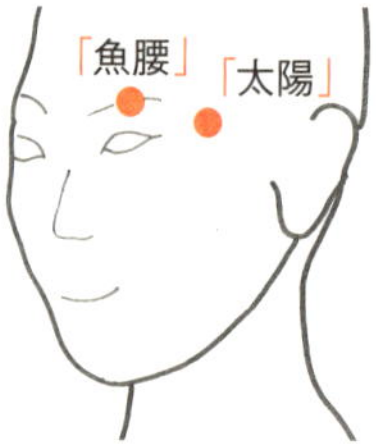

「魚腰」は両眉毛の真ん中に、「太陽」はこめかみにあり、「健身棒」などで刺激する

ボ押し君」の細い部分で刺激することで改善されます。

また目の周囲や下側を「健身棒」などの太い部分で、軽く押したりマッサージしたりすると、眼精疲労《がんせいひろう》やかすみ目などに効果があります。同様に「キラキラクリアローラーツイン」や「ネックローラー」（キャンドウ製）で目の周りを転がして刺激するだけでもマッサージ効果があります。

耳の上の側頭部も「健身棒」などの太い部分で、円を描くようにマッサージしていくと、目の疲れが取れて頭痛もよくなります。

同じく「キラキラクリアローラーツイン」や「ネックローラー」を転がして刺激するだけでもマッサージ効果があります。

●キラキラクリアローラーツインの使い方

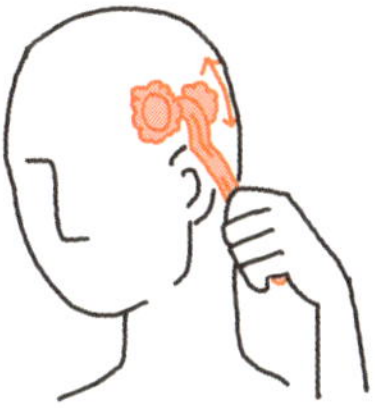

耳の上の側頭部に「キラキラクリアローラーツイン」を転がして刺激する

「健身棒」のツボ押しと「ストロングローラー」のリンパマッサージで「冷え性」改善

次は「冷え性」対策です。冷え性も体の硬さから、筋肉が硬直し血行不良になって

【イラストで紹介】

●関元と太衝のツボの位置と健身棒の使い方

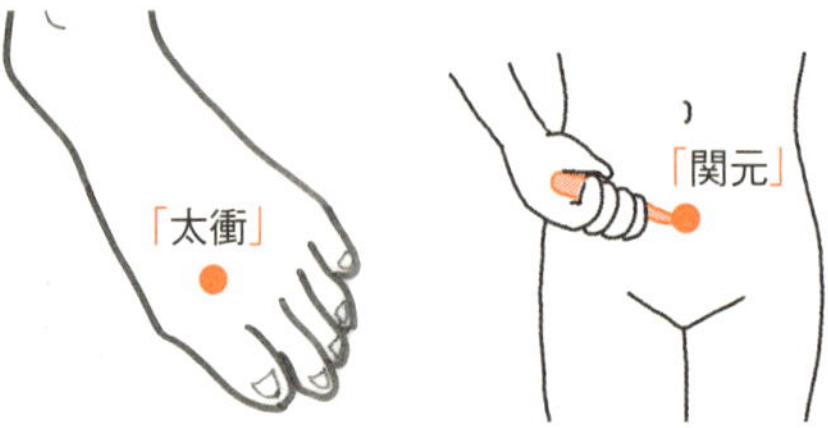

おへその指四本分の下の部分にある「関元」を、「健身棒」の太い部分で押す

「太衝」は足の甲側の親指と人差し指の骨の間にあり、「健身棒」などで刺激する

起こります。

体が冷えると、頭痛、腰痛、腹痛や生理痛・生理不順など万病の元になりますから、早めに改善しましょう。

おへその指四本分の下の部分にある**「関元《かんげん》」**を、**「健身棒」**や**「ツボ押し君」**の太い部分で押すことで刺激を与えます。また足の甲側で、親指と人差し指の骨が交わる**「太衝《たいしょう》」**というツボを、**「健身棒」**などの太い部分で同様に押すと下半身の血液の循環をよくして、冷えを取り去る効果があります。

さらにリンパの流れを良くするために、太ももの付け根の鼠径部《そけいぶ》リンパ節や首の後ろ側にある鎖骨リンパ節を、**「健身棒」**の太い部分でさすったり**「ストロングローラー」**や**「キラキラクリアローラーツイン」**、**「アニマルコロコロ」（キャンドウ製）**などでマッサージしたりします。

反射区マッサージは、首の前側の左右とおへその周り（小腸周辺）、そしてふくらはぎ全体を**「健身棒」**の太い部分や**「ストロングローラー」**、**「キラキラクリアローラーツイン」**、**「アーチ型ローラー」**などを使って行います。特にふくらはぎ（足）は「第二の心臓」ともいわれているので、丹念にマッサージすることで、血行が良くなり、リンパの流れも活性化します。

ここで注意してほしいのは、「ストロングローラー」や「キラキラクリアローラーツイン」、「アニマルコロコロ」などのローラー系のグッズは、肌に直接当てると刺激が強すぎたり、傷つけたりする恐れもあるので、薄い肌着を着たりして調整することです。さらにローラー系グッズを頭部に使用する際には、髪の毛が絡まないように十分注意してください。

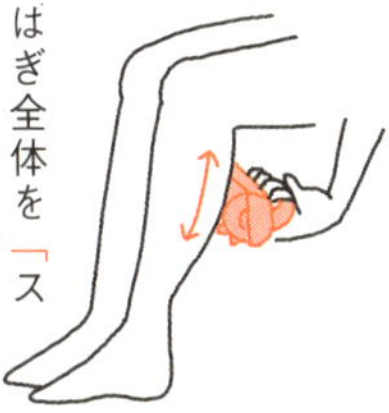
ふくらはぎ全体を「ストロングローラー」でマッサージする

生理不順や生理痛はホルモンバランスの乱れによって起こる

生理不順や生理痛は女性に特有の悩みです。

生理不順は自律神経の失調や精神的なストレス、生活習慣の乱れ、過度のダイエットによるホルモンバランスの乱れによって起こります。

そんなときには、生殖器系のツボ「気海《きかい》」を刺激して、ホルモンバランスを整えるようにします。

おへそから下に指二本分離れたところにある「気海」を「健身棒」や「ツ

●気海のツボの位置
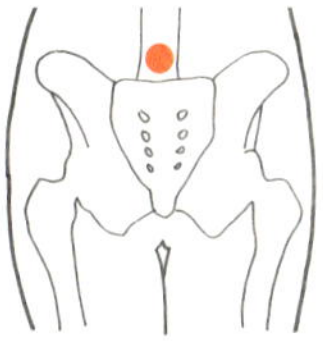
「気海」はおへそから指2本分下にあり、「健身棒」などで刺激する

ボ押し君」の細いほうで刺激します。

また、反射区として下腹部の恥骨の周辺や太ももの付け根を「**健身棒**」などで押したりこすったり、「**ストロングローラー**」や「**アーチ型ローラー**」を転がして刺激すると、ホルモンの分泌が正常に戻るようになります。

ツボや反射区を普段から刺激する習慣で生理痛や生理不順が軽くなる

もうひとつ生理痛も人さまざまですが、ひどい人は寝込んでしまうこともあるようです。

これは生理によって子宮が収縮して、腹部に痛みを感じたり、頭痛や吐き気を催したりするのが原因です。

痛みがあまりにひどい場合には、子宮内膜症《しきゅうないまくしょう》などの別の病気の可能性があるので、専門医の診断を受けてください。

痛みの改善には「**中極**《ちゅうきょく》」というツボを刺激します。恥骨の出っ張りから指一本分上に位置するので、「**健身棒**」や「**ツボ押し君**」の細い部分で

◉中極のツボの位置

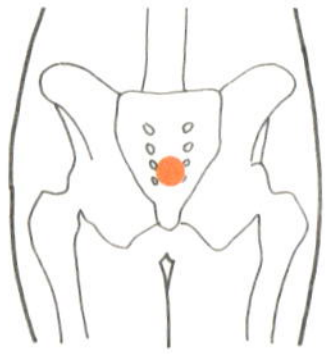

「中極」は恥骨の出っ張りから指1本分上にあり、「健身棒」などで刺激する

◉行間のツボの位置とキラキラクリアローラーツインの使い方

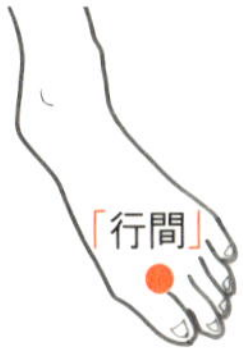

「行間」は足の甲側で親指と人差し指の間のくぼんでいるところで、「健身棒」などで刺激する

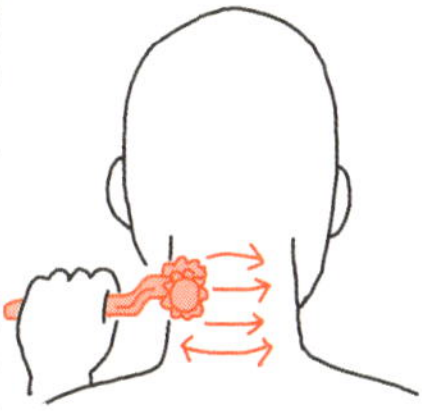

後頭部のうなじを「キラキラクリアローラーツイン」で転がすように刺激する

押すようにすることで、痛みが和らぎます。

生理中だけでなく、普段から刺激する習慣をつけておくと、痛みが軽くなります。

また足の親指と人差し指の間にあるくぼみを「**行間**《こうかん》」といいますが、このツボを「**健身棒**」や「**ツボ押し君**」の細い部分で押しても、生理時の痛みやイライラを改善してくれます。

反射区マッサージとしては、生理不順と同様に子宮の上や太ももの付け根を「**健身棒**」や「**ツボ押し君**」、「**コリほぐしスティック**」などで押したりこすったり、「**ストロングローラー**」や「**アーチ型ローラー**」、「**アニマルコロコロ**」などローラー系グッズで転がして刺激するのが効果的です。

後頭部のうなじを「**健身棒**」で軽く押したりさすったりすると、自律神経が安定して痛みが軽くなります。同様に「**キラキラクリアローラーツイン**」や「**ネックローラー**」や「**アニマルコロコロ**」で転がすようにして、刺激しても効果があります。

「骨盤ストレッチまくら」で骨盤のゆがみを解消すれば生理痛や生理不順が改善

さらに骨盤のゆがみが子宮を圧迫して、生理痛や生理不順になることもあるので、太ももの内側の内転筋《ないてんきん》をほぐして伸ばしてやることで改善されます。

それには「**血海**《けっかい》」や「**中封**《ちゅうほう》」というツボを押さえて刺激します。

「**血海**」はひざに力を入れて立つと、ひざの内側にできるくぼみから指四本分上に位置しますが、「**健身棒**」や「**ツボ押し君**」の細い部分で押さえて刺激しながら、ひざの下を動かすと生殖器系の血流が良くなり、ホルモンのバランスが整う効果があります。

「**中封**」はくるぶしの内側から指二本分前側にあるツボですが、「**健身棒**」や「**ツボ押し君**」の細い部分で押しながら、足首をグルグル回すと血行が良くなり、ホルモンバランスが安定します。

◉血海・中封のツボの位置

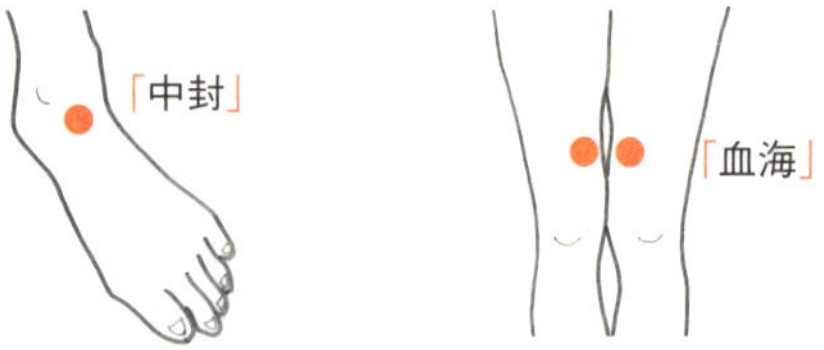

「血海」はひざの皿の内側から指３本分上にあり、「健身棒」などで刺激する

「中封」はくるぶしの内側から指２本分前側にあり、「健身棒」などで刺激する

また、仰向けになり「骨盤《こつばん》ストレッチまくら」をおへその下に置いて、足を広げることで内転筋がほぐれて伸びて、下半身の血行が良くなり、生理不順や生理痛が改善されます。

「骨盤ストレッチまくら」で腹式呼吸すれば腸のぜん動運動の促進に

便秘や下痢などの胃腸障害の悩みも最近よく聞きます。

特に女性は、頑固な便秘で悩んでいる人が多いのです。

便秘の定義は、三日以上排便がなかったり、気張っても便が出なかったり、便がいつも硬く出にくかったりすることですが、肌荒れや吹き出物の原因になります。

さらに体内に便が溜まって腐敗すると、毒素が発生して体の調子が悪くなり、慢性病にもつながります。

便秘の原因はいろいろ考えられますが、デスクワークばかりの座った生活で運動不足なり、骨盤の周りの筋肉が硬くなる

●ぜん動運動を促進する骨盤ストレッチまくらの使い方①

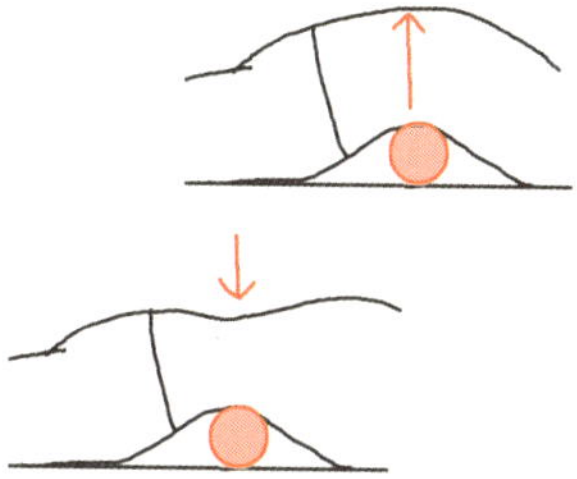

おへその下に「骨盤ストレッチまくら」を置いて、鼻から息を吸って大きく吐き出すように腹式呼吸をする

ことで腸のぜん動活動が弱くなり、便通が悪くなるのです。

まず骨盤の周りの筋肉をほぐして、腸の働きを活発にするために、**「骨盤ストレッチまくら」**を使った運動をします。

仰向けになりおへその下に**「骨盤ストレッチまくら」**を置き、鼻から大きく息を吸って口から吐き出すように腹式呼吸をします。

さらに足を肩幅に開いて、グルグルと大きくまわすと、股関節の位置が調整されて、お腹の筋肉が鍛えられて、腸のぜん動運動が促進され、便秘の解消に効果があります。

◉ぜん動運動を促進する骨盤ストレッチまくらの使い方②

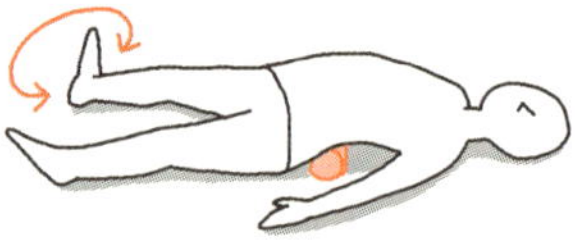

おへその下に「骨盤ストレッチまくら」を置いて、仰向けに寝る。さらに足を肩幅に開いて、グルグルと大きくまわす

「フィットネスボール」でお腹の筋肉を鍛えて腸のぜん動運動を促進

また**「フィットネスボール」**を使った運動でお腹を刺激することで、腸の働きがよくなり便秘解消に役立ちます。

床に座って腰の後ろに**「フィットネスボール」**を入れて、上体をやや後ろに倒して手は床について支えるようにします。

◉お腹の筋肉を鍛えるためのフィットネスボールの使い方

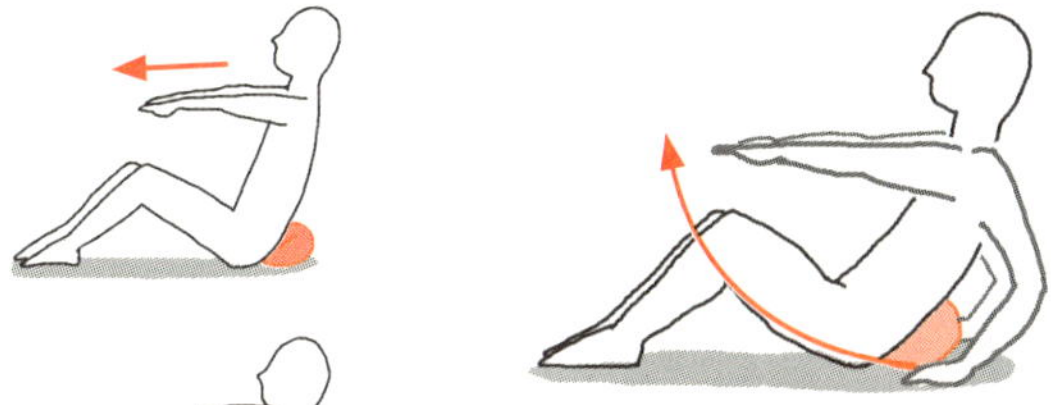

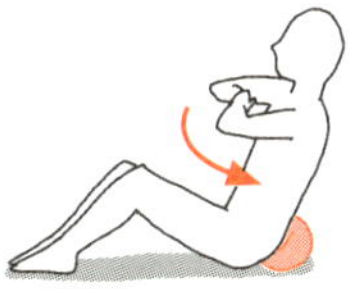

「フィットネスボール」を腰の後ろに入れて、手を前方に伸ばして腹式呼吸をする。次に、腕を胸の前で合わせて固定して、体をひねる

そのまま手を前方に伸ばして、その状態のまま三〜五回、お腹の筋肉を意識してゆっくりと腹式呼吸をします。さらに手を左右に開いて、同じく三〜五回腹式呼吸をします。

最初の状態に戻して、今度は腕を胸の前で合わせて固定して、背骨をひとつずつ動かすような意識で体をひねるようにします。

ひねったまま腕を伸ばして体の向きを元に戻すようにします。この運動を一セットとして、三〜五回行います。

このとき体勢がつらいと肩に力が入ったり、胸が縮こまったりしてしまいますが、そんなときには腕を胸の前ではなくみぞおちの前で組んで行います。

うまくできるようになったら、前で合わせた腕をひねったときに、腕を伸ばして手のひらを上にして、腕をゆっくり上下してみます。

かなりの筋力を要しますが、これができるようになれば筋力のアップが進んでいるということです。

「大巨」と「神門」の二つのツボで胃腸の機能を正常にして便秘解消

次に大腸の働きを活発にする「**大巨**《だいこ》」や「**神門**《しんもん》」というツボを刺激する方法もあります。

「**大巨**」はおへその左右に位置しますが、おへそから指の幅三本分左右に移動し、そこから指四本分下がったところにあります。

「**健身棒**」や「**ツボ押し君**」の細い部分で押したりさすったりして刺激を与えると、大腸の機能が促進されて便秘が解消されます。

「**神門**」は手首の内側にできる横じわの小指寄りのくぼんでいるところにあり、「**健身棒**」や「**ツボ押し君**」の細い部分でゆっくりと押すと、自律神経に作用して、胃腸の機能を正常にさせてくれます。

反射区マッサージとしては、腸のぜん動運動を助けるようにします。大腸の反射区（P19参照）はおへその左右にあるので、痛みを感じない程度に「**健身棒**」や「**ツボ押し君**」の細い部分で押したりさすったりします。

◉大巨や神門のツボの位置

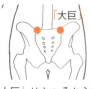

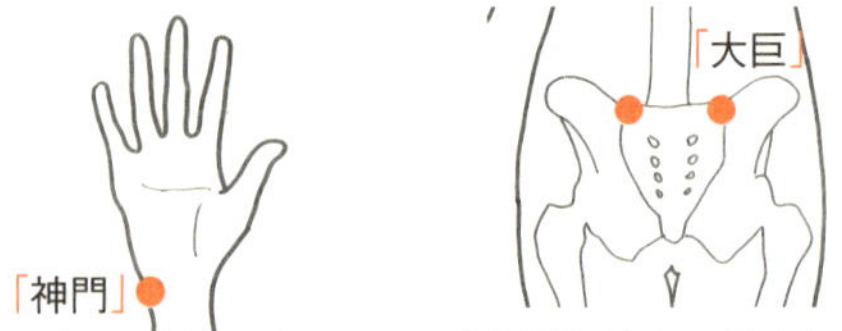

「大巨」はおへそから指3本分左右に、そこから指4本分下あり、「健身棒」などで刺激する

「神門」は手首の内側にできる横じわの小指寄りのくぼみにあり、「健身棒」などで刺激する

また「ストロングローラー」や「アーチ型ローラー」、「アニマルコロコロ」などを転がしながら、腸をほぐすようにしても効果があります。

左右の太ももの外側の反射区も、イスに座って同様に「ストロングローラー」などのローラー系グッズを転がして、強めに刺激すると、腸の動きを正常にします。

便秘は健康にも美容にも悪影響を及ぼしますので、早めに解消して快便の習慣をつけるようにしてください。

排尿トラブルには「骨盤ストレッチまくら」で骨盤底筋群を鍛える

次は、「尿漏《にょうも》れ」と「頻尿《ひんにょう》」です。

トイレに行ってもまたしたくなったり、おしっこの切れが悪かったり漏れがあったり、排尿後に違和感があったりすることはないでしょうか？　特に年配の女性の場合にはよく自覚される症状です。

直接の原因は膀胱《ぼうこう》を支えている骨盤底筋群《こつばんていきんぐん》が弱まって、尿漏れや頻尿などの排尿トラブルが発生します。

◉陰包のツボの位置と骨盤ストレッチまくらの使い方

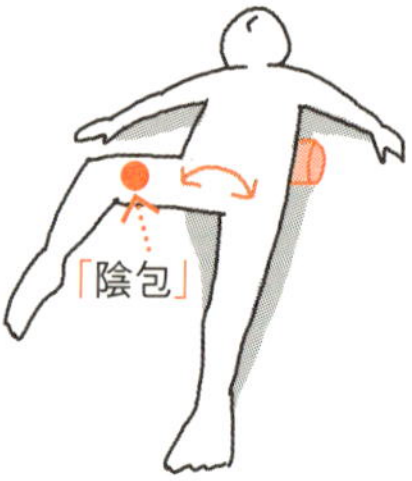

「陰包」はひざ頭の内側にある出っ張った骨から、指四本分上にあり、「健身棒」などで刺激する

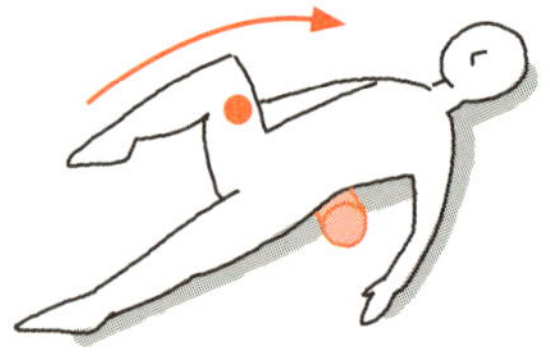

仰向けでおへその下に「骨盤ストレッチまくら」をあてて、片方のひざを上げて、胸のほうに引き寄せる。さらに上げた足を横に開く

骨盤底筋群が弱まるのは老化によると考えられがちですが、運動不足や長時間の座り姿勢も原因となります。最近では、生活習慣の変化から後者のほうが大きいようです。

つまり骨盤の筋肉を動かさない生活で、大腰筋《だいようきん》や腸骨筋《ちょうこつきん》、内転筋など骨盤の周りの筋肉の機能が低下して骨盤がゆがみ、子宮や膀胱を支えている骨盤底筋群も弱くなり、排尿トラブルが起きるのです。

まず**「骨盤ストレッチまくら」**を使って、内転筋をほぐして骨盤底筋を鍛える運動をします。仰向けになり、おへその下に**「骨盤ストレッチまくら」**をあてて、片方のひざを上げて、胸のほうに引き寄せると、骨盤の周りの筋肉が鍛えられます。そして上げた足を横に開くと、太ももの筋肉が鍛えられます。

この際、**「陰包《いんぽう》」**というツボを指で刺激しながら行うと効果的です。**「陰包」**は、ひざ頭の内側にある出っ張った骨から、指四本分上に位置しており、尿漏れや残尿感、精力減退にも効力を発揮します。**「健身棒」**や**「ツボ押し君」**の細い部分で押したりさすったりしてもよいです。

「フィットネスボール」で内転筋を鍛えても効果あり

◉内転筋を鍛えるためのフィットネスボールの使い方

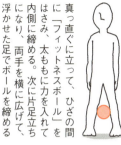

真っ直ぐに立って、ひざの間に「フィットネスボール」をはさみ、太ももに力を入れて内側に締める。次に片足立ちになり、両手を横に広げて、浮かせた足でボールを締める

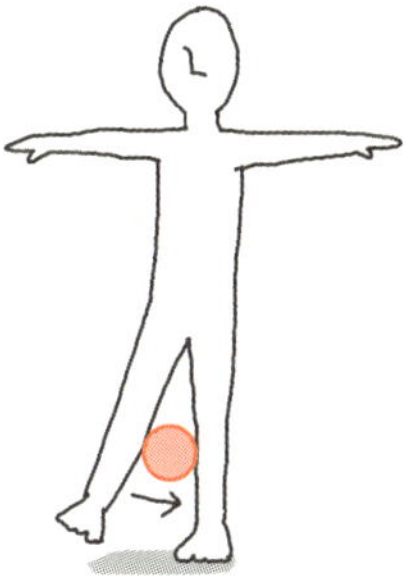

「フィットネスボール」も効果を発揮します。

内転筋を鍛えるための運動として、真っ直ぐに立って、足を肩幅くらいに開き、ひざの間に「フィットネスボール」をはさみます。手は下に降ろし、つま先を平行にして、太ももに力を入れて、ボールをキュッキュッと内側に締めるようにします。

次に片足立ちになり、両手を横に広げて、浮かせた足でひざの間の「フィットネスボール」を締めるようにします。

いずれの運動も「フィットネスボール」の弾みを利用してリズミカルに行うと、さらに効果的です。

もうひとつ便秘解消のための運動で、床に座って腰の後ろに「フィットネスボール」を入れるものを紹介しました（P83参照）が、これは排尿トラブルにも効果があります。

また頻尿は腎機能の弱い人に見られますので、「中極《ちゅうきょく》」というツボも効き目があります（P132参照）。「中極」は恥骨の出っ張りから指一本分上に位置しますが、ここを「健身棒」や「ツボ押し君」の細い部分で刺激すると、下半身の冷えも収まり、排尿の回数も正常になります。

腎臓や膀胱の上を刺激する反射区マッサージ（P19参照）も効果がありますので、恥骨の上のあたりを「健身棒」や「ツボ押し君」、「コリほぐしスティック」でさすったりマッサージしたり、「ストロングローラー」や「キラキラクリアローラーツイン」、「アーチ型ローラー」、「アニマルコロコロ」などのローラー系グッズで転がしながら刺激するとよいでしょう。

肌荒れには「骨盤ストレッチまくら」で血液やリンパの流れをよくする

この章の最後は「肌荒れ」です。寝不足や疲労困憊《ひろうこんぱい》、ストレスの蓄積などで交感神経が優位になりすぎると、肌荒れが起きます。交感神経の機能が活発になると、ホルモンバランスが崩れて、肌老化の原因である活性酸素が発生します。

◉血液やリンパの流れをよくする骨盤ストレッチまくらの使い方

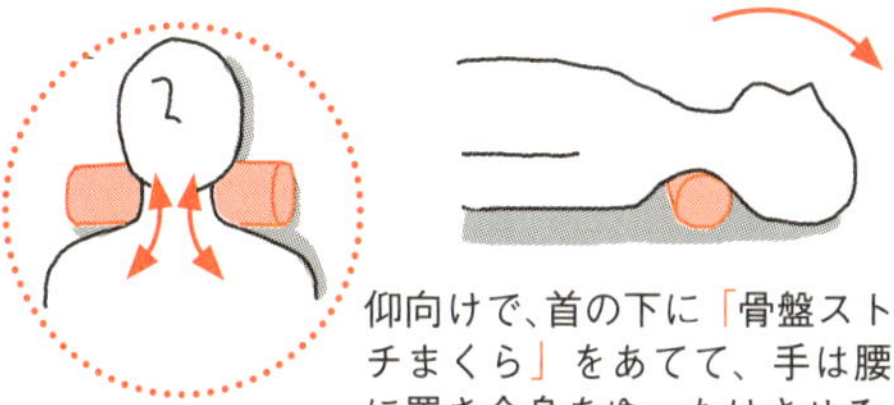

頭の重みによって首の筋肉を伸ばすことができる

仰向けで、首の下に「骨盤ストレッチまくら」をあてて、手は腰の横に置き全身をゆったりさせる

さらに毛細血管が収縮して、血行不良を引き起こし、肌へ栄養素も供給されないので、再生力が大きく低下してしまいます。同時に皮脂と水分のバランスも乱れるので、表面がボロボロになってしまいます。

肌の再生は副交感神経が機能して、肌へ血液が行き渡ることが大切なので、再生力が低下すると、老化現象も促進されます。

大切なことは血液やリンパの流れをよくすることですので、まず「**骨盤ストレッチまくら**」を使った運動から紹介します。

仰向けになり、首の下に「**骨盤ストレッチまくら**」をあてて、手は腰の横に置き全身をゆったりさせます。

こうすると寝ているだけで、頭の重みによって首の筋肉を伸ばすことができ、とても楽になります。

また肌は肺から栄養素が送られるので、肺の機能を活発にするために、仰向けの状態で背中に「**骨盤ストレッチまくら**」をあてて全身をゆったりさせます。

「キラキラクリアローラーツイン」であごのリンパ節やリンパ腺を刺激する

さらに、唇の中央下にある「承漿《しょうしょう》」、黒目の上で眉毛から指一本分上にある「陽白《ようはく》」、黒目の下で、下まぶたの下端から指一本分下にある「四白《しはく》」、こめかみから少し目尻寄りにある「太陽《たいよう》」、黒目から真っ直ぐ下がったほお骨の下にある「顴髎《かんりょう》」というツボを、「健身棒」や「ツボ押し君」の太い部分で押したりさすったりすると、顔の血行をよくして、肌の新陳代謝も高めてくれます。

「承漿」はホルモンのバランスを整えてくれるので、ニキビや吹き出物の防止にもなります。

同じく、内くるぶしの中心から指二本分ひざの方向に上がったところにある「復溜《ふくりゅう》」というツボも、「健身棒」や「ツボ押し君」、「コリほぐしスティック」で刺激すると、免疫力《めんえきりょく》を高める副腎皮質《ふくじんひしつ》ホルモンの分泌を調整してくれるので、ニキビや吹き出物の改善に効果があります。

◉承漿や陽白、四白、太陽、顴髎のツボの位置

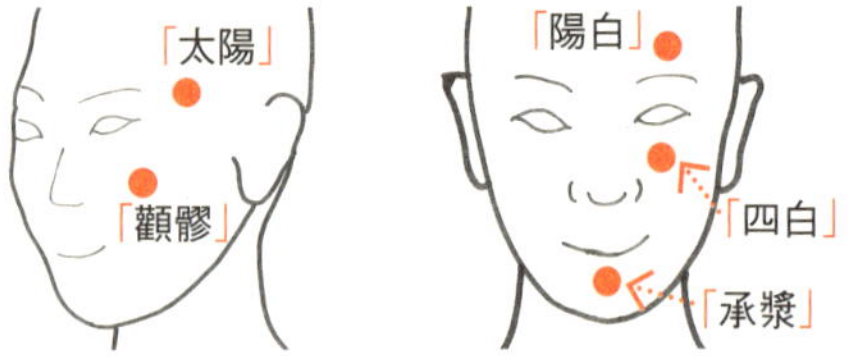

「承漿」は唇の中央下に、「陽白」は眉毛から指１本分上に、「四白」は下まぶたの下端から指１本分下に、「太陽」はこめかみから目尻寄りに、「顴髎」は黒目から下がったほお骨の下にあり、「健身棒」などで刺激する

◉復留のツボの位置とキラキラクリアローラーツインの使い方

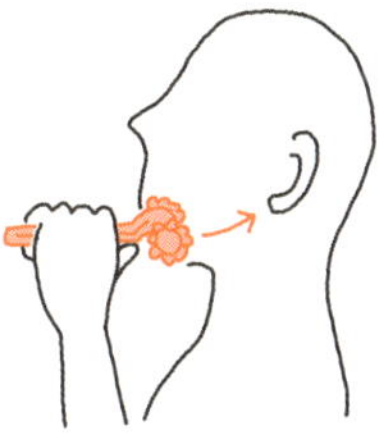

あごの先から耳の後ろに向かって「キラキラクリアローラーツイン」で転がすようにする

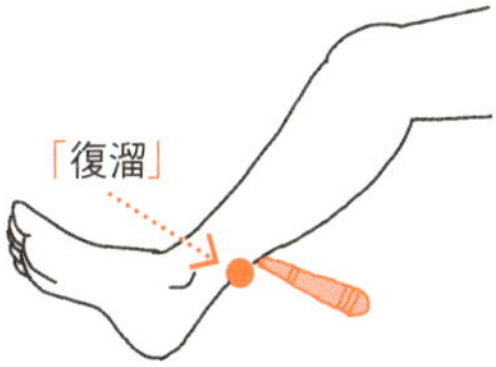

「復溜」は内くるぶしの中心から指二本分ひざの方向に上がったところにあり、「健身棒」で刺激して免疫力を高める

またあごの周りにはリンパ節やリンパ腺がたくさんあるので、あごの先から耳の後ろに向かって、**「健身棒」**や**「ツボ押し君」**の太い部分で押したりさすったりすると効果があります。

「キラキラクリアローラーツイン」や**「ファイスローラーエイトボール」**、**「ネックローラー」**で転がすようにしても、マッサージ効果が上がります。

◉第５章で取り上げたすべてのツボの位置図

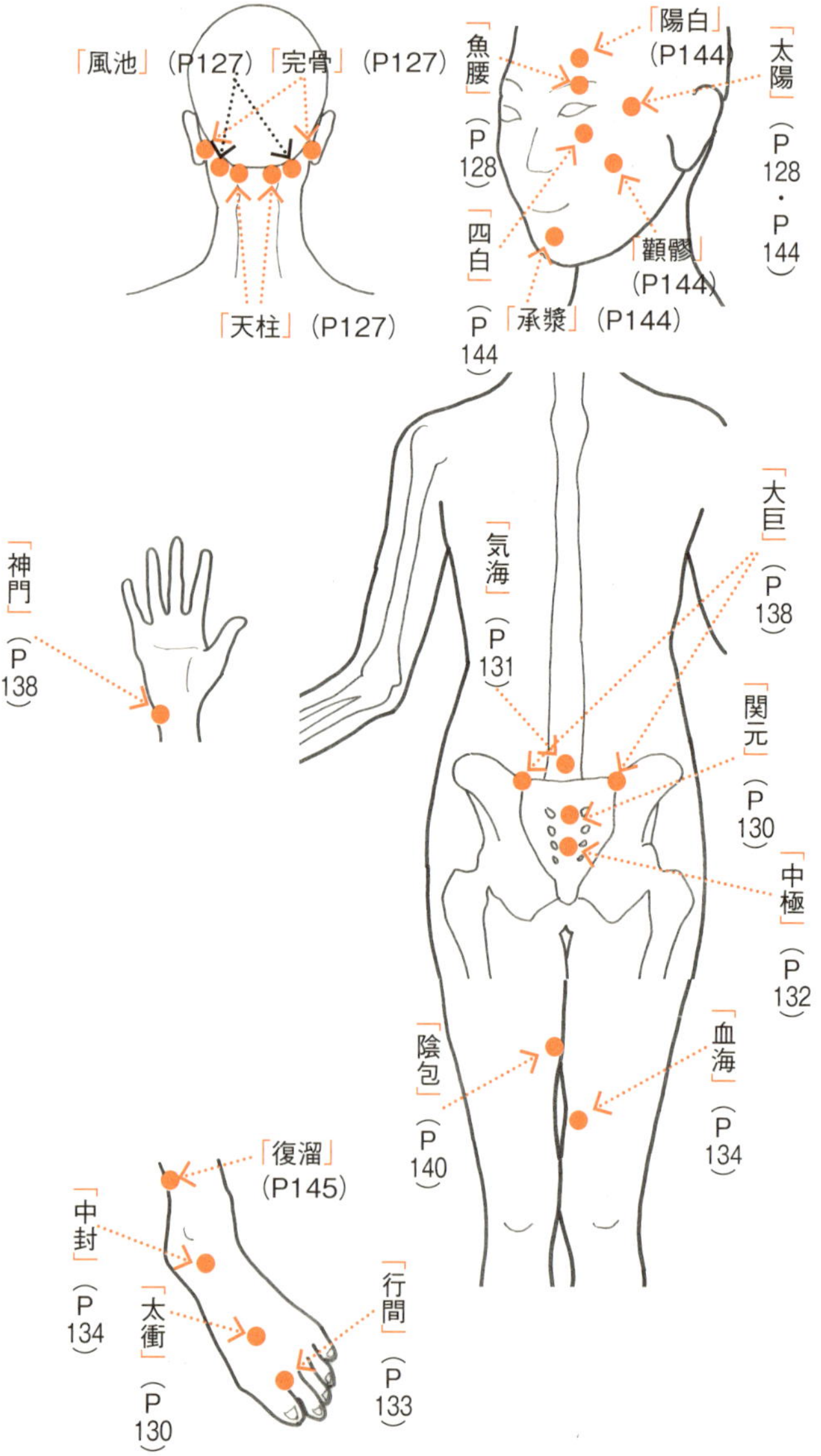

第6章◎美容やダイエットにもこうすれば効果てき面！

健康な人ほど同時にとても美しく見える

ファッションモデルや女優、タレントなど容姿を売り物にする人たちは、バランスの取れた食事や適度な運動を心がけて、とても健康に気を遣《つか》っています。

それは、健康な人は同時にとても美しく見えて、美容と健康には密接な関係があるからです。

では美容と健康の関係にいちばん影響を及ぼすのは、何でしょうか？

その前に、身近な質問から始めましょう。

夕方ふくらはぎや足首がむくんで、パンパンになることはありませんか？

夜遅くまで残業をした翌日は、顔がむくんで重たく感じることはありませんか？

女性の大敵であるむくみの原因は、余分な水分や体中の老廃物《ろうはいぶつ》が流れずに溜《た》まることなのです。

通常水分や老廃物を運搬するのは血液中のリンパ液の役目ですが、その流れが悪くなることでむくみが起きます。実はこのむくみが美容や健康の大敵なのです。

むくみの中には体の〝粗大ゴミ〟がたくさん溜まっている

血液は体中に張りめぐらされている血管を通って、体の隅々の細胞まで酸素や栄養素を届けて、その帰りに細胞に溜まった老廃物や余分な水分を回収して戻ってきます。

ここで老廃物が、細胞の周辺で「アルブミン」というタンパク質の一種と結合すると、血管に入れなくなり、〝粗大ゴミ〟として回収不能になってしまうのです。

この〝粗大ゴミ〟を回収する役目がリンパ管で、余分な水分や老廃物を体の〝ゴミ〟の回収経路に戻してくれます。

これがリンパ管がもともと「体の排泄器官《はいせつきかん》」と呼ばれる所以《ゆえん》なのです。

毛細リンパ管は手足の末端を流れる毛細血管に隣接していて、血管に戻れなかった大きなゴミを、余分な水分と一緒に回収してくれます。

収集された余分な水分や老廃物は、体内深くにある太いリンパ管で運搬され、鎖骨の近くにある静脈に合流して、血液で運ばれた他の老廃物と一緒に腎臓から排出されるのです。これが健康と美容を保つメカニズムです。

リンパに隣接する筋肉をほぐしてポンプ機能を発揮させる

血液は心臓の強いポンプ機能によって、体内を四十秒間で一周しますが、リンパ管にはこのポンプがないのです。

ポンプ機能の替わりとして、リンパの近くにある筋肉の働きを利用して、ゆっくり十二時間かけて体内を一周します。

つまり、この筋肉の働きが弱くなると、リンパの流れが悪くなり、老廃物や余分な水分が溜まってむくみにつながるというわけです。

運動不足や睡眠不足、体の硬さなどがその原因になるのですが、まずリンパ管やリンパ節をほぐして、リンパの流れをスムーズにすることです。

リンパの流れがよくなり活性化すると、免疫力《めんえきりょく》が高まって、体の不調や慢性痛も改善してくれます。さらに新陳代謝もよくなり、むくみも消えて肌もツヤツヤになるので、美しくなります。

リンパ節やリンパ管をほぐすには、筋肉や骨盤をしっかり動かすような歩行や運動が有効ですが、手や指で直接ほぐす「リンパマッサージ」も効果的です。さらに、100円健康グッズを使用すると、もっと効率よく刺激できます。

ここではまず、基本になる「リンパマッサージ」について紹介していきましょう。

リンパマッサージは「健身棒」や「ローラー」系グッズで効果てき面

前述したように、全身のリンパの最終出口は鎖骨《さこつ》周辺にありますが、そこに行き着くまでに、脇の下や太もも、ひざ、首など複数のリンパ節を通ります。

リンパ管の途中にあるリンパ節は、リンパ液の中を流れている異物や細菌などをせき止める〝ろ過装置〟の役割があります。

この機能が働かなくなると、むくんだり腫《は》れたりしてきます。それを防ぐためには、各リンパ節をさすったりほぐしたりしてマッサージするのです。

それには、100円健康グッズの**「健身棒《けんしんぼう》」**や**「ツボ押し君」（レモンなどで販売）**、**「ストロングローラー」**、**「キラキラクリアローラーツイン」**、**「フェイスローラーエイトボール」**、**「アーチ型ローラー」**、**「アニマルコロコロ」（キャンドウ製）**などが効果を発揮します。

●健身棒やローラー系グッズのリンパマッサージの使い方

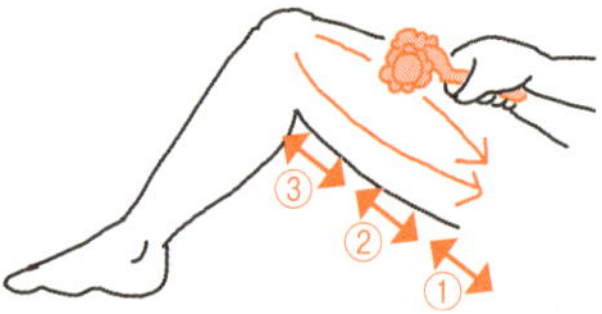

鼠径部のリンパ節に近いゾーン①から③まで太ももの付け根に向かって、「キラキラクリアローラーツイン」でリンパ液が流れるようにローラーマッサージをする

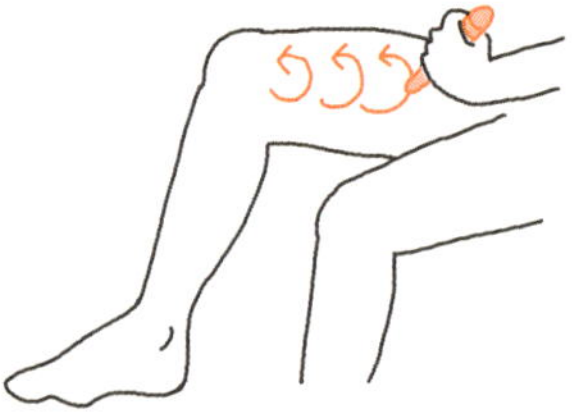

「健身棒」の太い部分で鼠径部のリンパ節の上から円を描いて、ほぐすようにさすってサークルマッサージをする

「健身棒」や**「ツボ押し君」**でリンパ節の上から円を描くようにさすってマッサージ（サークルマッサージ）し、ローラー系グッズは転がして刺激するという機能を活かして、リンパ節からリンパ液がスムーズに流れるようにゆっくり動かすのです。

まず太ももの付け根の鼠径部《そけいぶ》のリンパ節のマッサージからです。**「健身棒」**や**「ツボ押し君」**の太い部分で鼠径部のリンパ節の上から円を描いて、ほぐすようにさすってサークルマッサージします。

次に太ももの内側を三つのゾーンに分けて、鼠径部のリンパ節に近いゾーン①から太ももの付け根に向かって、**「ストロングローラー」**や**「アーチ型ローラー」**などローラ系グッズを転がしながら、リンパ液が流れるようにローラーマッサージをします。

ゾーン②～③と続けて、最後にひざの上から太ももの付け根までをローラーマッサージをして、鼠径部への流れを促進します。

反対の太ももも同じくマッサージします。

膝窩部のリンパ節にはサークルマッサージとローラーマッサージ

二番目は、ひざの裏にある膝窩部《しっかぶ》のリンパ節です。

まず床に座って、ひざの裏を「**健身棒**」や「**ツボ押し君**」の太い部分でサークルマッサージします。

次にふくらはぎを三つのゾーンに分けて、それぞれ「**健身棒**」や「**ツボ押し君**」、「**コリほぐしスティック**」などでサークルマッサージを行います。

最後は、くるぶしから太ももの付け根の鼠径部に向けて、ローラーマッサージをします。反対のひざも同様にマッサージします。

また、上半身にもいくつかリンパ節があります。

◉健身棒のサークルマッサージの使い方

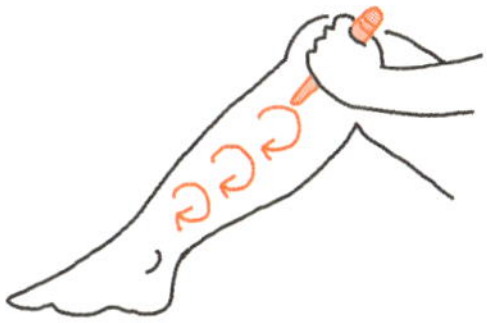

ふくらはぎを三つのゾーンに分けて、それぞれ「健身棒」でサークルマッサージをする

顔のむくみは「健身棒」と「キラキラクリアローラーツイン」で改善

顔はリンパの出口である鎖骨より上にあるので、むくみが出ることは少ないですが、朝起きて顔がむくんでいたら、前日に水分を取りすぎたか睡眠不足で水分の代謝が悪かったと考えてください。

そんなときには、頭部全体のリンパの流れをスムーズにしなければなりません。それにはまず、鎖骨のくぼみ部分を**「健身棒」**や**「ツボ押し君」**の太い部分でサークルマッサージします。その後、耳の下から鎖骨のくぼみに向かって、**「健身棒」**や**「ツボ押し君」**でさすってマッサージします。**「キラキラクリアローラーツイン」**などローラー系グッズを使っても手軽にできます。また、人差し指と中指で耳をはさみながら回すようにして、さらに鎖骨のくぼみに向かって、**「健身棒」**や**「ツボ押し君」**、**「コリほぐしスティック」**でさするようにマッサージしても効果があります。

目の下にくまができていたら、**「健身棒」**や**「ツボ押し君」**、**「コリほぐ**

◉健身棒で顔のむくみを取るマッサージ法

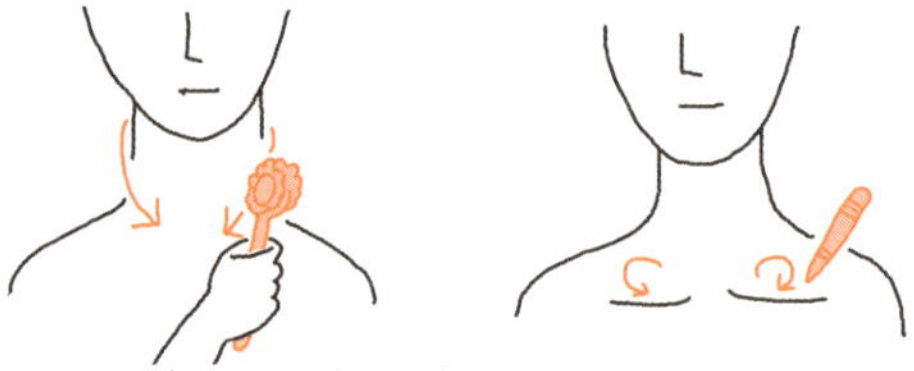

耳の下から鎖骨のくぼみに向かって「キラキラクリアローラーツイン」でマッサージする

鎖骨のくぼみ部分を「健身棒」の太い部分でサークルマッサージをする

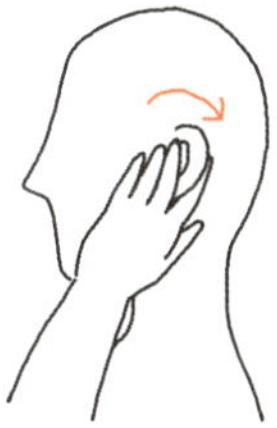

人差し指と中指で耳をはさみながら回すようにして、マッサージして刺激を与える

しスティック」で目の下を軽く押し込み、さらに目の周りの骨に沿ってマッサージして刺激を与えると、早く回復します。

ここで紹介したリンパマッサージは、美容や健康だけでなく免疫力が高まるのでアンチエイジングにもつながります。

マッサージの前には、鎖骨のくぼみのリンパ節をほぐすために、肩甲骨をゆっくり大きくまわす準備運動を行ってください。合わせて体の緊張をほぐすために、腹式呼吸を行ってリラックスすることが大切です。

しわ・たるみ、ほうれい線や二重あごには「フェイスローラーエイトボール」

ここからは、症状別に100円健康グッズを使ったリラックス法やマッサージ法を紹介していきましょう。

まずしわ・たるみの解消法です。女性が気にする小じわや表情じわができる原因の

◉顴髎と頭維のツボの位置

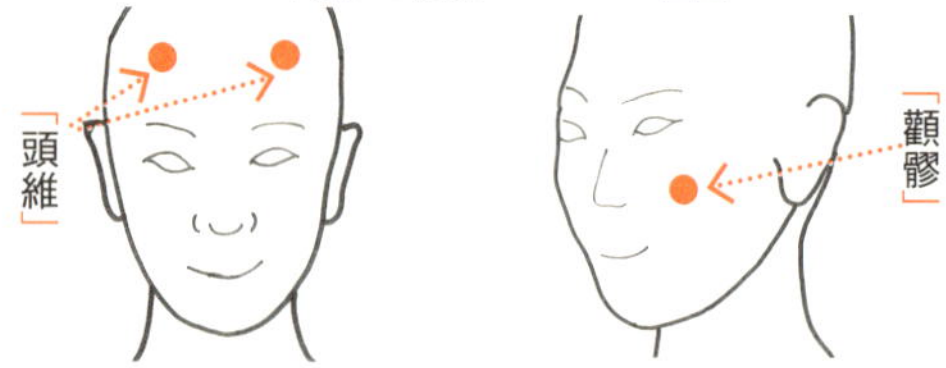

「顴髎」は黒目から下がったほお骨の下に、「頭維」は左右の額の生え際から親指の幅半分くらい上方にあり、「健身棒」などで刺激する

ひとつは代謝の悪さです。

ほうれい線や二重あごも同様の原因で起こりますが、「**フェイスローラーエイトボール**」をあごの下からほおに沿って転がすと、こんな悩みを解消してくれます。

次の二つのツボ押しも効果があります。第五章でも紹介した「**顴髎**《かんりょう》」は黒目から真っ直ぐ下がったほお骨の下にあり、血液循環を活発にして肌に栄養と水分を届けて張りを与えるツボです。

また「**頭維**《ずい》」は左右の額の生え際から親指の幅半分くらい上方にあり、皮膚の引き上げ効果があるので、額や目尻のしわの改善に役立ちます。

この二つのツボを「**健身棒**」や「**ツボ押し君**」の太い部分で押したりさすったりすると、顔面の血行やリンパの循環もよくなり、代謝機能が促進されるので、しわやたるみの進行を食い止めることができます。

また全身のしわも気になる人は、反射区《はんしゃく》マッサージを行います。鎖骨の上の首の左右を「**健身棒**」や「**ツボ押し君**」、「**コリほぐしスティック**」でさすったり、「**キラキラクリアローラーツイン**」を転がしたりして刺激します。体の水分の流れをよくするために、肺や胃の上を「ストロングローラー」や「アーチ型ローラー」、「アニマルコロコロ」でマッサージしてもよいでしょう。

しみやくま、くすみには「健身棒」で「陽白」と「四白」のツボ押し

肌のしみやくま、くすみも女性の悩みの種です。皮膚の下には「真皮《しんぴ》」という皮下組織がありますが、そこを流れる毛細血管の血流を促進すると、しみやくま、くすみが改善されます。

そのための二つのツボが「陽白《ようはく》」と「四白《しはく》」です。

「陽白」は両黒目の真上で、眉毛の上端から指幅一本分上に位置します。また、第五章でも紹介した「四白」は両黒目の真下で、下まぶたの下端から指幅一本分下に位置します。

それぞれ「白」と名付けられているように、肌を白くする美肌効果があるツボで、「健身棒」や「ツボ押し君」、「コリほぐしスティック」で押したりさすったりして刺激すると相乗効果で顔全体の血行がよくなります。

●陽白と四白のツボの位置

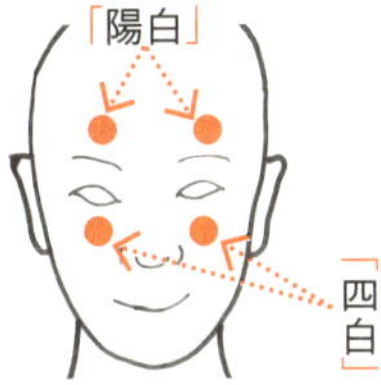

「四白」は両黒目の真下で、下まぶたの下から指1本分下に、「陽白」は両黒目の上、眉毛から指1本分上にあり、「健身棒」などで刺激する

肌には酸素と栄養素がたっぷり送られると同時に、余分な水分や老廃物も流してくれるので、しわやくま、くすみが改善されるのです。
代謝も促進してくれるので、それらの予防にも効果的です。

「翳風」は顔の血流やリンパの流れをよくして小顔になる

顔のむくみがひどくなると、肌の色艶が悪くなりたるんで、顔が大きく見えてしまいます。これは、皮膚やその下にある皮下組織の細胞の代謝が落ちて、機能が衰えていることが原因ですが、リンパの流れをよくすることで、肌が引き締まり小顔になります。

「翳風《えいふう》」は顔の血流やリンパの流れをよくして皮膚や細胞の働きを活発にするツボで、耳の付け根の後ろのくぼみにあります。

押すと耳の中にズーンと響く痛みを感じるので、ここを**「健身棒」**や**「ツボ押し君」**の細い部分で押したりさすったりすると、顔のむくみも解消して、引き締まって小顔になります。

◉翳風のツボの位置

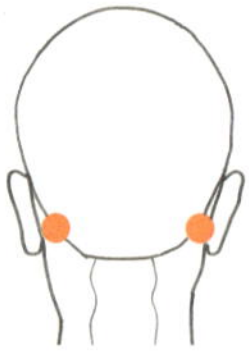

「翳風」は耳の付け根の後ろのくぼみにあり、「健身棒」で刺激する

頭部の血液やリンパの流れに影響されるのは、しわやしみ、むくみばかりではありません。実は抜け毛や白髪も大きく影響します。酸素や栄養素を運んでくれる血液の流れをよくしないと、毛根が衰えて抜け毛の原因になります。

後頭部の首の上にある「**健脳**《けんのう》」と呼ばれるツボは、頭部の血行を盛んにして頭皮の栄養状態をよくしてくれます。

後頭部の髪の生え際にある「**ぼんのくぼ**」のくぼみから、左右に指幅二本分離れて、さらに指一本分下がったところにあります。

そこを「**健身棒**」や「**ツボ押し君**」の太い部分で押したりさすったりすると、抜け毛や白髪などが改善されます。

◉健脳のツボの位置

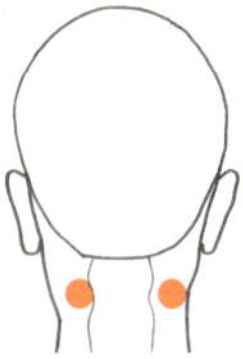

「健脳」は後頭部のぼんのくぼの指２本分離れて指１本分下にあり、「健身棒」で刺激する

おへその下に「骨盤ストレッチまくら」をあてると腎機能の回復に

また反射区マッサージも有効で、後頭部の反射区を「**頭皮**《とうひ》**オシタコ君**《くん》」で押したりたたいたり、「**キラキラクリアローラーツイン**」や「**ネックローラー**」、「**アニマルコロ**

●ストロングローラーでホルモンのバランスを回復する

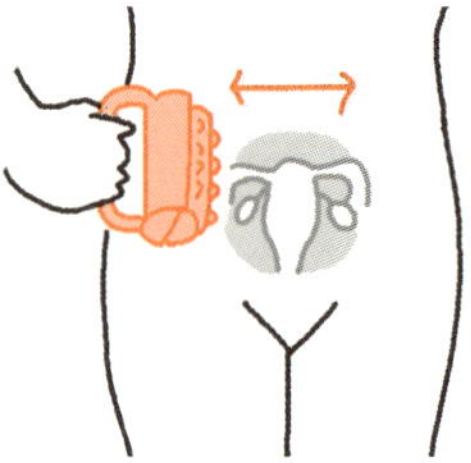

子宮や卵巣、精巣の上や太ももの付け根を「ストロングローラー」で刺激する

コロ」を転がして刺激すると血行促進になります。

さらに首の左右やうなじの周辺を「**健身棒**」や「**コリほぐしスティック**」で押したりさすったり、「**キラキラクリアローラーツイン**」や「**ネックローラー**」を転がしたりすると、ホルモンのバランスも整って白髪や抜け毛の防止にもなります。ホルモンのバランスには生殖関連の反射区を刺激することも有効です。子宮や卵巣、精巣の上や太ももの付け根を「**ストロングローラー**」や「**アーチ型ローラー**」、「**アニマルコロコロ**」で刺激します。

白髪や抜け毛は老化現象のひとつとも考えられますので、腎機能をアップさせると効果があります。そのために「**骨盤《こつばん》ストレッチまくら**」を使います。仰向けになり、おへその下に「**骨盤ストレッチまくら**」をあてると、自分の体重で腎へのマッサージ効果があり、老化現象を遅らせてくれて、若々しさを保つことができます。

ツボ押しや反射区マッサージで痩せやすい体質に変えていく

◉膏肓と然谷のツボの位置

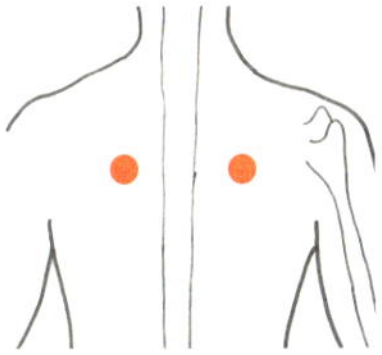

「膏肓」は肩甲骨の内側の端の中間にあり、「健身棒」で刺激する

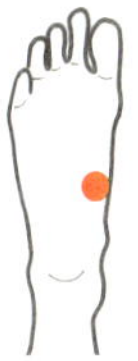

「然谷」は内くるぶしから土踏まずをたどって隆起した骨の下のくぼみにあり、「健身棒」で刺激する

さて次はいよいよダイエットについてです。本来のダイエットとは無理をして痩《や》せるというのではなく、痩せやすい体質に変えていくことです。体中のさまざまな機能を調整しながら、新陳代謝を活発にして、脂肪の燃焼を高めていくのです。

それには「**膏肓**《こうこう》」というツボが最適です。「**膏肓**」は肩甲骨の内側の端、肩甲骨の高さの中間くらいに位置しています。

肩甲骨の内側には、体温を高めて余分な脂肪を燃焼してくれる脂肪（褐色脂肪細胞）がありますが、ここを刺激して活発化させると新陳代謝がアップして、脂肪を燃やしてくれます。

もうひとつ腎機能を高めて代謝を促し、痩せ体質に導く「**然谷**《ねんこく》」というツボがあります。

「**然谷**」は、内くるぶしから土踏まずの方へ指でたどっていくと、隆起した骨の下のくぼみにあります。

この二つのツボを、「**健身棒**」や「**ツボ押し君**」、「**コリほぐしスティック**」で押したりさすったりして刺激しますが、背中にある「**膏肓**」はひとりで押さえることが難しいので、パートナーに手伝ってもらってください。

もちろん反射区にも痩せ体質になるゾーンがあるので、そこを「ローラー」系グッズで刺激して、代謝能力をアップし脂肪を燃焼させてください。

首の左右、肝臓、腎臓や膀胱、太ももの付け根の反射区（Ｐ19参照）は、ダイエットゾーンとして覚えておいてください。

余分な水分や老廃物の排出でポッコリお腹を凹ませられる

ダイエットの項目の中でも男女問わず関心が高いのは、ポッコリお腹を凹ませることです。体重もそれほど重くなくて、あまり太って見えないのに、なぜだかお腹だけポッコリ出ている人は意外に多いようです。

まず考えられる原因は、筋力が衰えて基礎代謝が低下して、脂肪がつきやすいお腹の周りだけ太ってしまったということです。

さらに筋力の退化によって血行やリンパの流れが悪くなり、むくみが生じやすい体質になってしまいます。

◉水道と梁丘のツボの位置

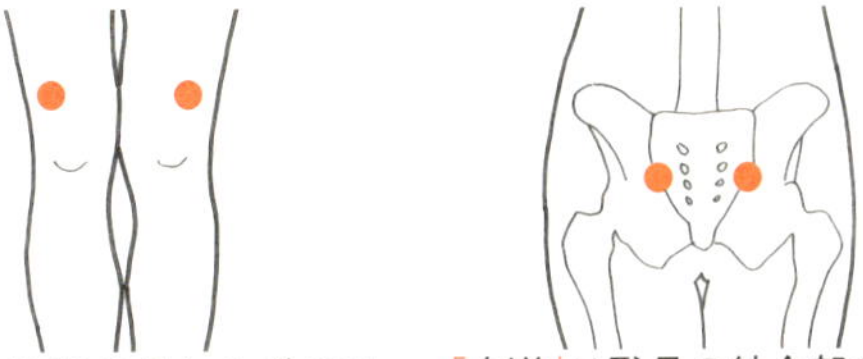

「梁丘」は腰の骨とひざの皿の外側の上端を結んだ線上で、そこから指２本分上がったところにある

「水道」は恥骨の結合部の出っ張りから、指１本分上方に進んで、左右に指２本分離れたところにある

当然、お腹の周りにも余分な水分や老廃物が溜まりやすくなり、ポッコリ出っ張ってしまうのです。

そんなときには、まずお腹に溜まった水分を排出するツボ「**水道**《すいどう》」を刺激して、水分代謝の働きをよくすることです。

「**水道**」は恥骨の結合部の出っ張りから、指一本分上方に進んで、そこから正中線（体の前面と背面の中央を頭から縦にまっすぐ通る線）を基準にして、左右に指二本分離れたところに位置します。

またポッコリお腹の原因が便秘の場合には、大腸の機能を高めて便秘の症状を改善する「**梁丘**《りょうきゅう》」というツボが効果的です。

「**梁丘**」は腰の骨とひざの皿の外側の上端を結んだ線上で、ひざの皿の上から指二本分上がったところにあります。

二つのツボを「**健身棒**」や「**ツボ押し君**」などで押したりさすったりして刺激すると、お腹に溜まった水分や老廃物が排出されてスッキリします。

また大腸や腎臓、膀胱の周辺、腰回りなどの反射区マッサージ（P19参照）も効果があるので、「ローラー」系のグッズでやってみてください。

仰向けになって**「骨盤ストレッチまくら」**を腰の上にあてて刺激すると、骨盤のゆがみが解消されて周辺の筋力が回復することでウエストが締まり、お腹も凹んでくれます。

二の腕のたるみやプヨプヨは二の腕の筋肉を直接引き締める

二の腕のたるみが気になって、プヨプヨしていてどうしたら引き締まるのか悩んでいる人も多いでしょう。

脂肪がついたり肌がたるんだりしてプヨプヨしてしまいますが、一度脂肪がつくとお腹と同様なかなか落ちないので苦労します。

いちばん効果的なのは、二の腕の筋肉に直接働きかけて引き締めることですが、それには**「消濼《しょうれき》」**というツボが適しています。

「消濼」は二の腕の外側のやや後方で、肩先とひじを結んだ線のほぼ真ん中にありますが、ここを**「健身棒」**や**「ツボ押し君」**の太い部分で刺激することで、筋肉に直接伝わり血液の循環がよくなることで、脂肪が燃焼しやすくなります。

◉消濼のツボの位置

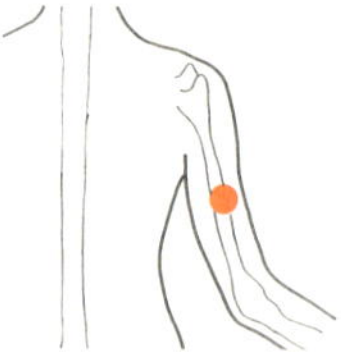

「消濼」は二の腕の外側のやや後方で、肩先とひじを結んだ線のほぼ真ん中にある

また反射区マッサージとして、脇の下を刺激してリンパの流れをよくするのも有効です。

ここにはリンパ節があり老廃物が溜まりたるみやすいので、それを防止するために、「ローラー」系のグッズで転がしながら刺激して流れをよくします。

また腕の外側には消化器の反射区（P19参照）があるので、そこを「ローラー」系のグッズで転がしながらマッサージすれば、肌の張りやむくみも改善されます。

腕のプヨプヨには、筋肉の引き締めとローラーマッサージが有効だと覚えておいてください。

「くびれの道」は「帯脈」というツボを刺激することから始まる

美しさの象徴として「くびれ」という言葉を使いますが、モデルさんのようになるには一朝一夕《いっちょういっせき》で手に入るものではありません。

日頃の生活から節制して適度な運動を心がけるなど、「くびれの道」は遥《はる》か彼方《かなた》だと思いがちですが、できることから始めるのもひとつの方法です。

ウエストが太くなる原因は、次のようにいくつかあります。

・大腸機能の低下
・ホルモン分泌の低下
・腹斜筋《ふくしゃきん》などのウエストの筋肉の低下
・骨盤のゆがみ

◉帯脈のツボの位置

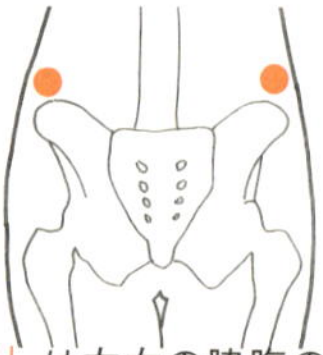

「帯脈」は左右の脇腹のおへその高さで、お腹と背中の境目よりやや腹側にある

どの場合にもまず、**「帯脈《たいみゃく》」**というツボを刺激することです。

「帯脈」は左右の脇腹にあり、おへその高さでお腹と背中の境目のやや腹側にあり、ホルモン分泌を盛んにするツボです。

ここを**「健身棒」**や**「ツボ押し君」**の太い部分で直接刺激すると血行がよくなり、脂肪を燃焼しやすい筋肉に改善されます。

すぐにはくびれができないかもしれませんが、継続していくと徐々に体質改善につながり、「くびれの道」が近づいてくるのです。

鼠径部のリンパ節の周りを刺激して美脚を目指す！

◉衝門と伏兎のツボの位置

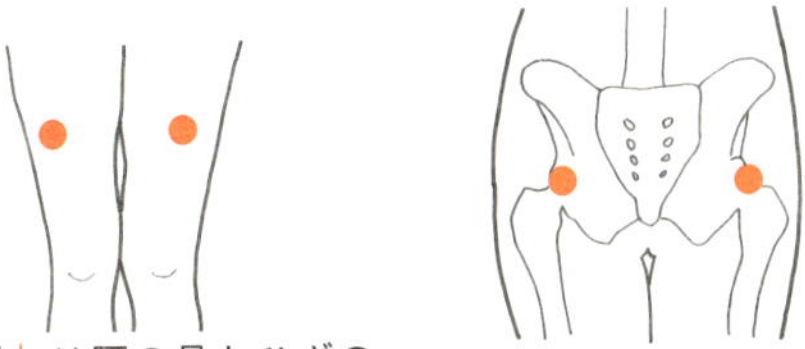

「衝門」は太ももの付け根の中央にあり、「健身棒」で刺激する

「伏兎」は腰の骨とひざの皿の外側を結んだ線上の中間にあり、「健身棒」で刺激する

ウエストのくびれといっしょに手に入れたいのは美脚です。脚が太かったりむくんでいたりしては、くびれが台無しになってしまうので、美脚の目指し方を紹介しておきましょう。

東洋医学によると、脚にはもともとたくさんの経絡《けいらく》が走っていますが、この経絡を流れる「気」が滞《とどこお》ってむくんだりたるんだりすることで、脚のスタイルを損《そこ》ねることになります。

それを改善するツボとして、**「衝門《しょうもん》」**と**「伏兎《ふくと》」**という二つがあげられます。

「衝門」は太ももの付け根の中央にあり、リンパの流れをよくするツボです。**「伏兎」**は腰の骨とひざの皿の外側上端を結んだ線上の中間にあり、血行をよくして代謝を高めてくれます。

この二つのツボを**「健身棒」**や**「ツボ押し君」**で押したりさすったり

して刺激すると、脚のたるみやむくみが改善されて引き締まってきます。

脚を引き締める反射区マッサージもあります。

鼠径部のリンパ節の周りは反射区ゾーンですので、**「健身棒」**や**「ツボ押し君」**などでさすったり「ローラー」系グッズで転がしたりして刺激します。

また、ふくらはぎや太もも同様に直接刺激すれば、たるみやむくみが改善されてスッキリした脚になるきっかけになります。

バストアップには「フィットネスボール」で大胸筋を鍛える

上半身の美容といえばバストアップになります。

バストを支えているのは、胸の上にある大胸筋《だいきょうきん》で、背中の肩甲骨《けんこうこつ》周辺の筋肉とつながっています。

その肩甲骨周辺の筋肉に疲れが溜まってくると、大胸筋も緩んでバストが下がってしまいます。

ねこ背や長時間の作業が筋肉の疲労の原因ですが、**「肩外兪《けんがいゆ》」**というツ

◉肩外兪のツボの位置

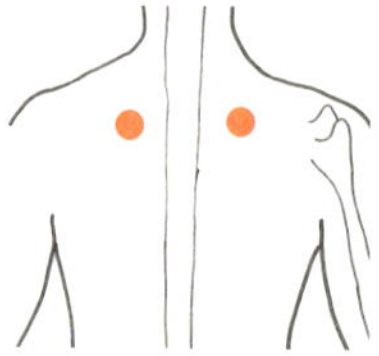

「肩外兪」は肩甲骨の上部内側の肩甲骨の際にあり、「健身棒」で刺激する

◉肩外兪のツボの位置とフィットネスボールでバストアップ

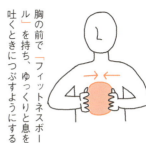

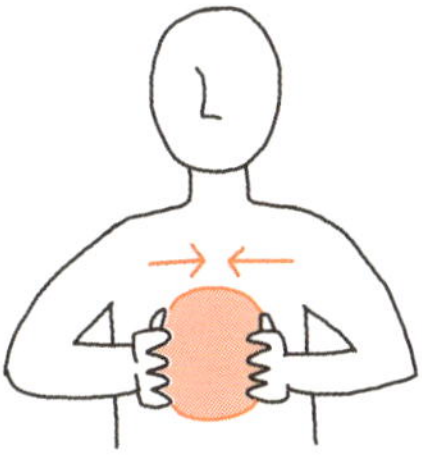
胸の前で「フィットネスボール」を持ち、ゆっくりと息を吐くときにつぶすようにする

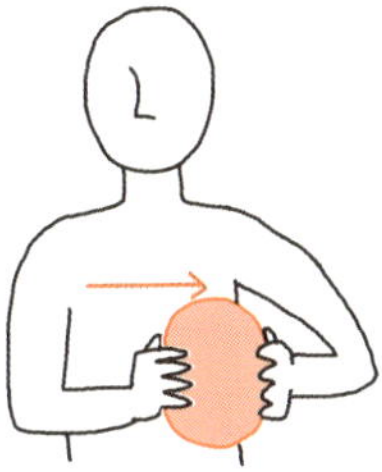
さらに一方の手で「フィットネスボール」を押しながら、もう一方の手で抵抗するように、胸の前で左右に動かす

ボを刺激することで疲労を回復させます。

「**肩外兪**」は肩甲骨の上部内側の角で肩甲骨の際にあり、筋肉の血行をよくして疲れを取ってくれます。

ここを「**健身棒**」や「**ツボ押し君**」の太い部分で押したりさすったりすると、筋肉に弾力が戻り活性化して、大胸筋を引き上げてくれるので、バストアップが期待できるというわけです。

背中側にあるので探し出したり、「**健身棒**」や「**ツボ押し君**」、「**コリほぐしスティック**」で刺激したりするのが難しいので、パートナーにやってもらうとよいでしょう。

また「**フィットネスボール**」で大胸筋を鍛える運動も効果があります。

真っ直ぐに立って、肩の力を抜いて胸の前で「**フィットネスボール**」を持ちます。ゆっくりと呼吸をしながら、吐くときに「**フィットネスボール**」をつぶすようにします。

そして、一方の手で「**フィットネスボール**」を押すようにしながら、もう一方の手で抵抗するようにして、胸の前で「**フィットネスボール**」

を左右に動かします。さらに、「**フィットネスボール**」を前後と上下に動かしながら、同様に両手で抵抗するようにします。この一連の動きで大胸筋と肩甲骨周辺の筋肉も鍛えられて、姿勢が正されてバストアップにつながります。

ヒップアップに効くツボは三つあり！

●次髎・環跳・承扶のツボの位置

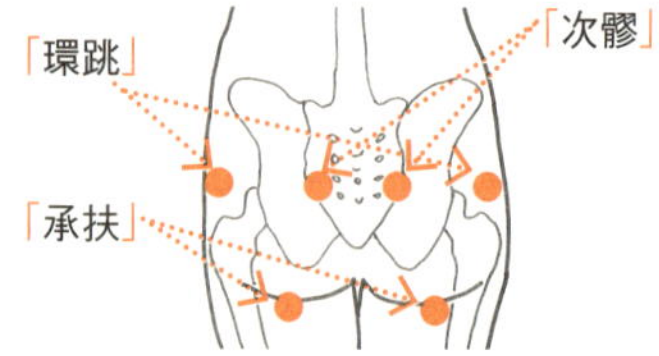

「次髎」は骨盤の中心部に、「環跳」はお尻のくぼみに、「承扶」はお尻と太ももの境目にあり、「健身棒」で刺激する

バストアップと合わせて気になるのはヒップアップです。

垂《た》れ尻《じり》や平尻など、ヒップラインの悩みは人それぞれですが、そんな悩みを解消して美尻や小尻になるには、ツボ押しやストレッチが有効です。

ヒップアップに効くツボは三つあります。

「**次髎**《じりょう》」は骨盤の中心にある仙骨のツボで、中心から指二本分ほど外にあります。

「**環跳**《かんちょう》」は股関節の近くで、お尻にキュッと力を入れたときにできるくぼみの部分にあります。げんこつで軽くトントンと叩いても効果があります。

「**承扶**《しょうふ》」はお尻と太ももの境目あたりにあります。

太ももを引き締める効果もあることから、脚長に効果のあるツボだといえます。

これらのツボを「**健身棒**」や「**ツボ押し君**」の太い部分で押したりさすったりすると、血行やリンパの流れが促進されて、むくみの解消や老廃物が排出《はいしゅつ》されて、太ももやお尻が引き締まります。

「骨盤ストレッチまくら」で下半身太り改善の万能ストレッチ

実は骨盤のゆがみも下半身太りや垂れ尻の原因になります。

骨盤は体の中心に位置して、上半身と下半身をつなぐだけでなく、内臓を支えるとても大切な役目があるので、とても負担が大きい器官です。

さらに構造的に日頃の悪い姿勢や出産によってゆがみやすく、骨盤のゆがみは、お尻が横に広がったり垂れたり、O脚やポッコリお腹になったりする原因になります。

だからこそ骨盤とその周辺の骨のゆがみを、正常な状態に矯正《きょうせい》することが大切なのです。

それには「**骨盤ストレッチまくら**」を使います。

◉骨盤ストレッチまくらで下半身太りを改善する

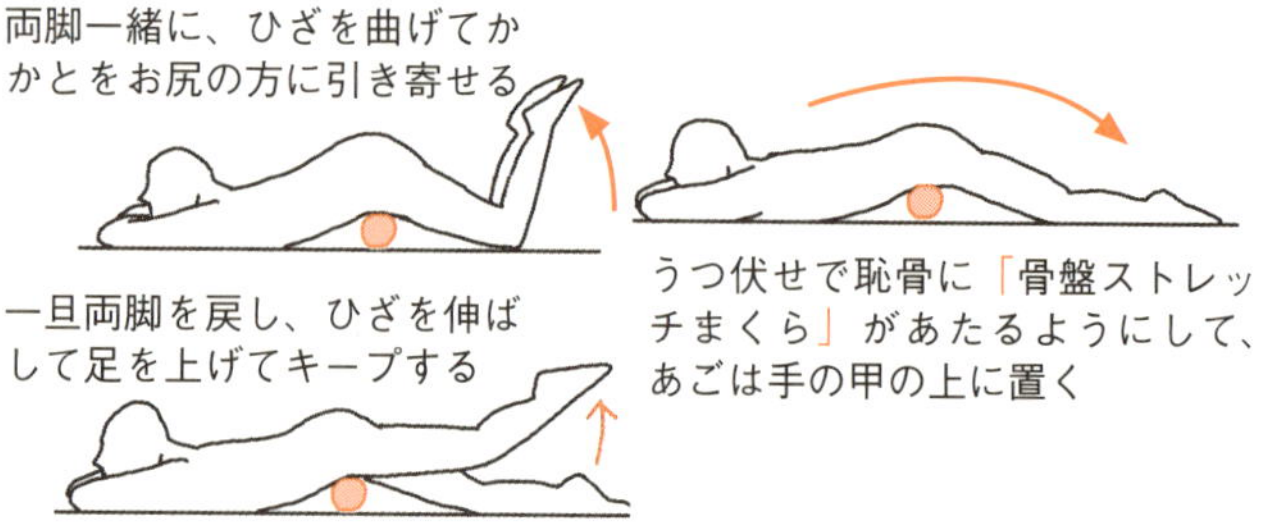
うつ伏せで恥骨に「骨盤ストレッチまくら」があたるようにして、あごは手の甲の上に置く
両脚一緒に、ひざを曲げてかかとをお尻の方に引き寄せる
一旦両脚を戻し、ひざを伸ばして足を上げてキープする

前述（P116参照）しましたが、仰向けになりおへその下に「**骨盤ストレッチまくら**」があたるようにして、両手を上方に軽く伸びをして、このままの体勢をキープすることで骨盤のゆがみが矯正されます。

このポーズは骨盤や股関節の矯正、腹筋や大腰筋などの鍛錬にもなるので、万能ストレッチと覚えておいてください。

次はうつ伏せになり、恥骨に「**骨盤ストレッチまくら**」があたるように寝ます。

あごは重ねた手の甲の上に置き、両脚一緒に、ふくらはぎが太ももの裏につくよう、ひざを曲げてかかとをお尻のほうに引き寄せキープします。

一旦両脚を伸ばして、最後はひざを伸ばして、足を上がるところまで上げてキープして、反対の脚も同様に行います。

これが「**骨盤ストレッチまくら**」を使ったヒップアップエクササイズですが、同様に「**フィットネスボール**」を使ってやってみましょう。

「フィットネスボール」でお尻の筋肉を鍛えてヒップアップ

●フィットネスボールでお尻の筋肉を鍛える

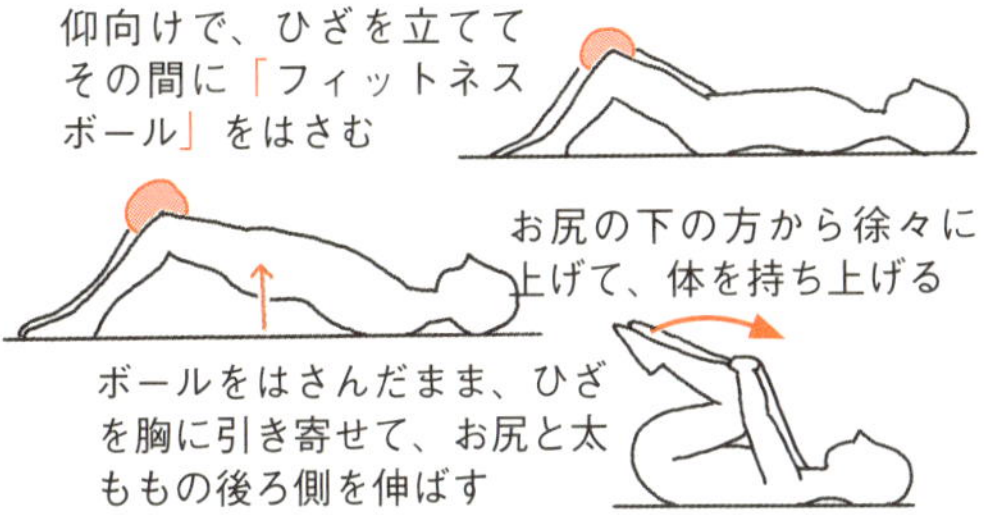

「フィットネスボール」を使ってお尻の筋肉を鍛えると、お尻の位置がアップして、それによってお尻のシルエットが美しくなり、さらに脚が長く見えるようになるのです。

鍛えるとヒップアップ効果がある筋肉は「大臀筋《だいでんきん》」と「中臀筋《ちゅうでんきん》」の二つです。

お尻でもっとも大きい「大臀筋」は、脚を後ろに引き上げる筋肉で、中臀筋には脚を横に引き上げる働きがあります。

まず仰向けになり、手は床に置き、ひざを立ててその間に「フィットネスボール」をはさみます。

そのままの状態で、お尻の下のほうから徐々に上げて、体を持ち上げるようにします。

ひざを前に押し出すようにして、数回繰り返します。

次に「**フィットネスボール**」をはさんだまま、ひざを胸のほうに引き寄せて、お尻と太ももの後ろ側を伸ばすようにして、数回繰り返します。

太ももの後ろ側を鍛えるとヒップもアップする

もうひとつ太ももの後ろ側を鍛えるエクササイズを紹介しておきます。

イスの背に両手をついて上半身をやや前傾にして、片脚を一歩後ろに引いて、頭からつま先までが一直線になるようにします。

次に後ろに引いた脚を曲げ、ひざ裏で「**フィットネスボール**」をはさんで、つぶすようにキュッキュッと脚を締めるようにします。

少し慣れてきたら、ひざの位置を高くして行います。

今度は床に座り、ボールの上にお尻を乗せて、太ももの後ろ側を伸ばすようにします。そのままの状態で、ひざに上半身をつけるように曲げていき、お尻を後ろに押し出します。

◉フィットネスボールで太ももの後ろ側を鍛える

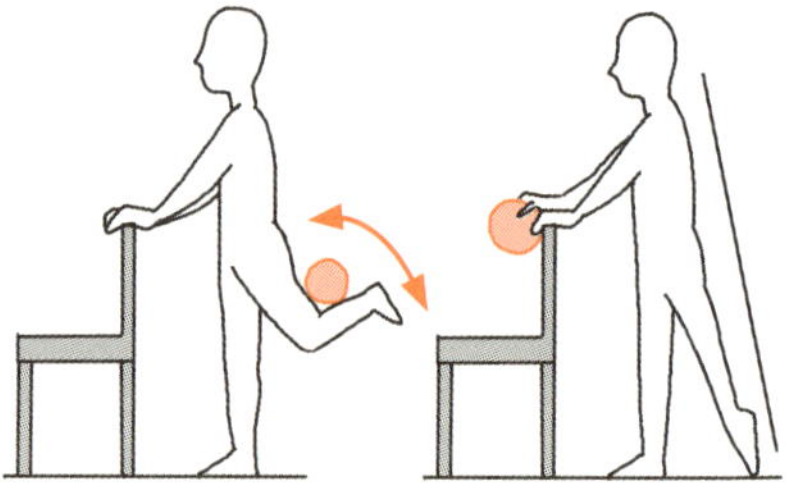

頭からつま先までが一直線になるようにして、後ろに引いた脚を曲げひざ裏で「フィットネスボール」をはさんで、キュッと締める

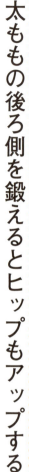

◉フィットネスボールで太ももの後ろ側を鍛える

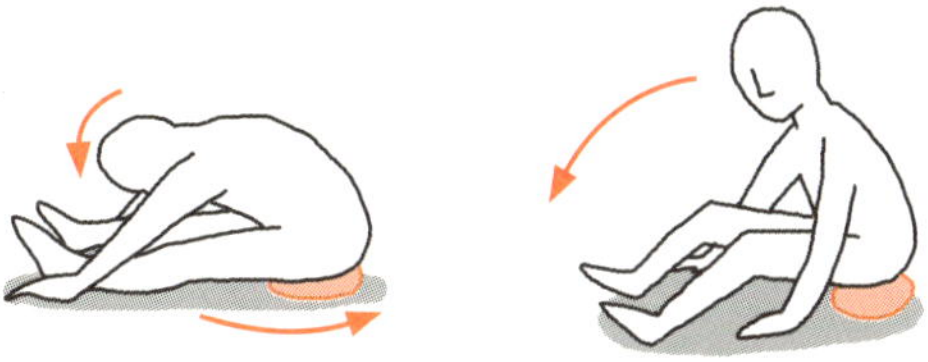

床に座り、「フィットボール」の上にお尻を乗せて、そのままの状態で、ひざに上半身をつけるように曲げて、お尻を後ろに押し出す

太ももの後ろ側を鍛えることで、骨盤のゆがみが正されて、股関節の動きもよくなり、ヒップアップにつながります。

ここまで、いろいろなツボ押しや反射区マッサージ、そしてストレッチやエクササイズを紹介してきましたが、理解していただけたでしょうか？ 頭でわかっていても実際にはなかなかやりづらいとか、その気になれないという人も多いことでしょう。

ただここでは、いつでも誰にでも手に入る100円健康グッズを利用したテーマに絞り込みましたので、いまからでもすぐに始められます。

そして、もし自分に合わないようなら中止しても、手間暇や費用がそれほどかかっていないので後悔も少ないでしょう。

ですから半信半疑でも、是非始めてみてください。そうすれば、意外と簡単に美容と健康を手に入れることができるかもしれません。

著者略歴

アスカ鍼灸治療院院長（東京・五反田）
日中治療医学研究会会員・日本東方医学会会員
日本大学、東洋鍼灸専門学校卒業。施術歴は35年を超え、5万人以上の治療実績を誇る。鍼灸とカイロプラティックに整体を取り入れた独自の治療法が評判になり、テレビ、新聞、雑誌などでも大きく取り上げられる。
著書には、現在も売れ続けるミリオンセラー『寝るだけ！骨盤枕ダイエット』（学研パブリッシング）など多数があり、総発行部数は380万部を超えている。実績と治療技術で、「日本の名医50人」（TBS『水曜スペシャル』）にも選出された。
近著は『奇跡のアルミ指輪健康法』（宝島社）、『血行促進ローラー付きふくらはぎ整体』（新星出版社）、『「脊柱管狭窄症」が怖くなくなる本』（講談社+α新書）など多数がある。

たった100円《えん》！ 体《からだ》をほぐし、コリや痛《いた》みが消《き》える！

二〇一五年二月一五日 第一刷発行

著者 福辻鋭記《ふくつじとしき》
発行者 古屋信吾
発行所 株式会社さくら舎 http://www.sakurasha.com
東京都千代田区富士見一-二-一一 〒一〇二-〇〇七一
電話 営業 〇三-五二一一-六五三三 FAX 〇三-五二一一-六四八一
編集 〇三-五二一一-六四八〇 振替 〇〇一九〇-八-四〇二〇六〇
装丁 石間 淳
写真 稲村不二雄
編集協力 アイブックコミュニケーションズ
印刷・製本 中央精版印刷株式会社

ISBN978-4-86581-003-5